AF453013

DE

L'ENCÉPHALOPATHIE

ALBUMINURIQUE AIGUE

ET

DES CARACTÈRES QU'ELLE PRÉSENTE EN PARTICULIER

CHEZ LES ENFANTS

DE

L'ENCÉPHALOPATHIE

ALBUMINURIQUE AIGUE

ET

DES CARACTÈRES QU'ELLE PRÉSENTE EN PARTICULIER

CHEZ LES ENFANTS

PAR

LE Dr LOUIS MONOD

ANCIEN INTERNE-LAURÉAT DES HÔPITAUX DE PARIS,
(PREMIÈRE MENTION, CONCOURS DE LA MÉDAILLE D'OR, 1867),
MÉDAILLE DE BRONZE DE L'ASSISTANCE PUBLIQUE,
MEMBRE DE LA SOCIÉTÉ ANATOMIQUE ET DE LA SOCIÉTÉ MÉDICALE D'OBSERVATION.

PARIS

ADRIEN DELAHAYE, LIBRAIRE-ÉDITEUR,

PLACE DE L'ÉCOLE-DE-MÉDECINE.

1868

DE
L'ENCÉPHALOPATHIE

ALBUMINURIQUE AIGUE

ET

DES CARACTÈRES QU'ELLE PRÉSENTE EN PARTICULIER

CHEZ LES ENFANTS

AVANT-PROPOS

Ce travail est principalement fondé sur l'analyse de douze observations recueillies au jour le jour, sous forme de notes prises au lit du malade, et ne portant pour la plupart l'empreinte d'aucune préoccupation de doctrine (1). Il ne devait donc avoir d'autre prétention, quand nous l'avons entrepris, que de retracer aussi fidèlement que possible la physionomie d'une affection secondaire qui est très-variée quant à ses symptômes, très-obscure quant à ses causes, très-intéressante à ces deux points de vue. Mais si les matériaux dont nous disposions étaient de nature à fixer d'abord notre attention sur le premier, nous n'avons pu, d'autre part, échapper entièrement à l'attrait du second. Aujourd'hui la

(1) Ces 12 observations sont réunies à la fin de la thèse. Toutes celles que nous avons intercalées dans le texte sont des faits empruntés à divers auteurs.

1868. — Monod.   1

question de l'urémie est intimement liée à l'étude des accidents cérébraux qu'on observe dans la maladie de Bright. Tout, dans les circonstances qui précèdent et accompagnent la complication encéphalique, est fait pour soulever le problème de son origine ; et son histoire est, à vrai dire, inséparable des conditions pathologiques qui l'environnent et au milieu desquelles elle prend naissance. Cette pensée a dû nécessairement imprimer une certaine direction à nos recherches et élargir notre sujet. Elle eût pu même nous faire modifier notre titre et nous conduire à l'étude des symptômes urémiques en général chez les enfants, si nous n'avions craint, faute de temps et de documents suffisants, de ne remplir que bien incomplétement ce nouveau cadre. Nous avons donc préféré rester dans les limites que nous traçaient nos observations. Celles-ci appartenaient pour la plupart aux formes aiguës de l'affection brightique et principalement à l'anasarque albuminurique scarlatineuse. Quelques-unes se rattachaient aux variétés subaiguës, intermédiaires de la néphrite parenchymateuse ; toutes offraient des exemples de cette encéphalopathie où la convulsion domine ; aucune enfin ne nous donnait l'occasion d'étudier les accidents cérébraux dans le mal de Bright chronique, si peu commun chez les jeunes sujets. D'autre part, sur une trentaine de faits déjà publiés que nous avons mis à contribution, la grande majorité présentaient le même caractère ; c'étaient, presque sans exception, des cas d'hydropisie consécutive à la scarlatine. Tels sont les motifs qui nous ont décidé à nous occuper plus spécialement ici de l'encéphalopathie convulsive dans l'albuminurie aiguë de l'enfance. Seulement, en dehors de la description des symptômes particuliers à cette affection, nous avons cherché à l'étudier dans ses rapports avec d'autres phénomènes d'un ordre plus général, et comme elle attribués à l'urémie.

Avant d'entrer en matière, nous prions M. Bergeron d'agréer l'expression de notre vive reconnaissance pour l'empressement avec lequel il nous a abandonné les faits intéressants recueillis dans son service. Nous devons également beaucoup de remercîments à M. Triboulet qui a bien voulu nous autoriser à prendre une observation dans ses salles, et nous a facilité les moyens de la compléter avec ses notes personnelles.

Quant à notre excellent et honoré maître M. Barthez, qui a si généreusement mis à notre disposition ses observations, sa bibliothèque, et, mieux que tout cela, les lumières de son expérience, nous avons dès longtemps contracté envers lui une dette que nous ne croirons jamais assez payée par les sentiments de la plus respectueuse affection et du plus profond dévouement.

PRÉLIMINAIRES

HISTORIQUE ET FRÉQUENCE

Quelques mots sur l'historique de cette affection et sur les sources auxquelles nous avons principalement puisé. En 1840, Marshall Hall (1) et Golding-Bird (2) appelaient l'attention sur quelques faits de ce genre, observés chez les jeunes sujets. Mais depuis longtemps déjà Abercrombie, Gœlis, Graves, Baudelocque, Rayer, et d'autres encore, en avaient publié des exemples.

A dater de cette époque, il n'a paru, à notre connaissance, que deux mémoires où les accidents cérébraux brightiques chez les enfants fussent l'objet d'une description spéciale, et ils ont été publiés la même année, en 1853. L'un, de Cahen (3), considère l'éclampsie de la première enfance dans ses rapports avec la néphrite albumineuse. Il consiste dans l'analyse raisonnée de quatre observations, dont les deux premières surtout sont très-concluantes au point de vue symptomatologique. L'autre, de Rilliet (4), a été composé avec douze faits recueillis par divers observateurs, au nombre desquels figurent Odier, Coindet, Matthey, Trousseau, etc., et l'auteur lui-même. Bien que peu étendu, c'est un travail important, et qui a marqué sa place dans la série des études entreprises depuis Bright jusqu'à nos jours sur les complications nerveuses de l'albuminurie. Il se trouve reproduit presque intégralement dans le chapitre que MM. Rilliet et Barthez ont consacré dans leur ouvrage à l'encéphalopathie de l'ana-

(1) Lancet, 1840.
(2) London med. Gaz., 1840, p. 432.
(3) Union médicale, 1853.
(4) Mémoire sur l'encéphalopathie albuminurique dans l'enfance. Recueil de la Société de méd. de Genève, 1853.

sarque scarlatineuse (1), en retranchant toutefois du mémoire antérieur deux observations d'albuminurie primitive, et en l'enrichissant de trois nouveaux faits d'albuminurie consécutive à la scarlatine, recueillis l'un par Rilliet, les deux autres par Avrard.

Indépendamment de ces travaux spéciaux sur les enfants, nous citerons les principales études monographiques sur l'encéphalopathie brightique en général, celles d'Addison (2), de M. le Prof. Lasègue (3), de M. Piberet (4); les leçons de M. le Prof. Sée, que la thèse de M. Fournier a surtout mises en lumière. Dans sa remarquable étude sur l'urémie, ce dernier auteur a fait une large part au sujet clinique qui nous occupe. En Allemagne, en France, en Angleterre surtout, il a été abordé successivement, à propos de cette vaste question de l'urémie, par un grand nombre de médecins, parmi lesquels nous mentionnerons : avant le mémoire d'Addison, Christison, Gregory, Wilson ; et plus tard, Bright et Barlow, Routh, Frerichs, Samuel Wilks, Tripe, Aran, Basham, Richardson, etc., etc., et plus récemment encore M. Jaccoud (5), dans ses intéressantes leçons cliniques. La plupart de ces observateurs, et plusieurs autres dont les noms reviendront souvent sous notre plume, ont publié des faits relatifs aux accidents cérébraux chez les enfants albuminuriques.

(1) Rilliet et Barthez, Traité clin. et prat. des malad. des enfants, 2e édit, 2o tirage, t. III, p. 182.

(2) On the disorders of the brain connected with diseased kidneys. Guy's hosp. reports, 1839.

(3) Des Accidents cérébraux qui surviennent dans le cours de la maladie de Bright. Archives gén. de méd., oct. 1852.

(4) Des Accidents qui peuvent survenir du côté du système nerveux, etc. Thèses de Paris, 1855.

(5) A mesure que l'occasion se présentera pour nous de citer les auteurs que nous nous contentons de nommer ici, nous donnerons les indications bibliographiques qui les concernent.

La complication que nous nous proposons d'étudier n'est pas très-fréquente, d'une manière absolue. Les auteurs qui se sont occupés des maladies des enfants sont à peu près unanimes à le reconnaître. Tel est l'avis de Rilliet, dans son mémoire ; de West, dans ses leçons (1). Telle est encore aujourd'hui l'opinion de M. Barthez et de M. Roger, qui, placés tous deux à la tête de services très-riches en affections aiguës, nous ont dit l'un et l'autre ne rencontrer que de loin en loin des exemples d'encéphalopathie albuminurique. Quant aux renseignements statistiques précis, ils manquent à peu près complétement dans la science, ou du moins ils sont très-insuffisants. Golding-Bird (2), sur un total de 75 enfants traités par lui, à Guy's hospital, dans le dernier trimestre de 1843, relève 7 cas d'anasarque scarlatineuse. Quelques-uns de ces malades, dit-il, ont eu de la somnolence, mais aucun n'a présenté d'accidents cérébraux graves. Samuel Wilks (3), sur une première série de 10 enfants morts de néphrite albumineuse, ne compte pas un seul décès par « urémie »; puis il donne une deuxième série de 7 jeunes sujets dont 5 ont guéri, et sur ces 5, 2 ont présenté des accidents cérébraux. West, sur un ensemble de 19 cas suivis de mort, signale un seul décès par convulsions et place l'encéphalopathie au dernier rang parmi les principales complications du mal de Bright, c'est-à-dire après l'hydrothorax, la pleurésie, la pneumonie, l'œdème du poumon, etc.

Voici maintenant le résultat de nos recherches dans le service de M. Barthez, qui réunit depuis plusieurs années les observations de tous les malades admis dans ses salles. Sur 106 cas de néphrite albumineuse aiguë, nous n'en avons

(1) West, Lectures on the diseases of childhood, 1859, p. 641.
(2) Guy's hosp. Reports, 1845. Reports of cases of diseases of children.
(3) Guy's hosp. reports, 1852, p. 232.

trouvé que 6 avec encéphalopathie convulsive. En dehors de ces 6 faits, nous en avons relevé 4 ou 5 dans lesquels étaient notés des phénomènes nerveux légers ou passagers, que nous étudierons à propos de la symptomatologie, mais qui, isolément, ne constituent pas à proprement parler une complication.

Nous ne prétendons nullement attribuer à ces chiffres une valeur absolue quant à la fréquence des accidents cérébraux. Dans le service de M. Bergeron, qui reçoit environ la moitié moins de malades, 5 exemples de cette affection ont été observés de 1863 à 1867, c'est-à-dire en cinq années. Ils peuvent donc revenir beaucoup plus souvent que ne semblerait l'indiquer notre statistique. La seule conclusion que nous en puissions tirer est celle-ci : l'affection que nous allons étudier n'est pas commune d'une manière générale, et de toutes les complications de l'albuminurie aiguë, c'est peut-être la plus rare. Quant à sa fréquence relativement à l'âge des malades, au degré de la maladie principale, etc., nous en parlerons à propos de l'étiologie.

ÉTIOLOGIE

Bien que les accidents cérébraux dans les affections brightiques constituent un phénomène secondaire, bien qu'il soit
difficile aujourd'hui de se refuser à reconnaître qu'ils dépendent principalement d'une altération du sang consécutive
à la lésion rénale, ces accidents n'en sont pas moins placés,
jusqu'à un certain point, sous la dépendance de causes moins
directes, soit prédisposantes, soit déterminantes.

S'ils n'étaient que l'expression d'un empoisonnement, sans
que les agents extérieurs et les prédispositions individuelles
y fussent pour rien, on les verrait se manifester constamment dans des conditions absolument identiques. Or cela
n'a pas lieu, et on sait que les accidents cérébraux peuvent
manquer chez des sujets qui ont tout ce qu'il faut pour être
urémiques, tandis qu'ils se montrent chez d'autres si préma-
turément, si inopinément, qu'on se demande comment une
intoxication par le sang altéré a eu le temps de se produire.
Nous nous croyons donc fondé à étudier successivement
l'étiologie des phénomènes cérébraux en dehors de l'affection
qu'ils compliquent et dans cette affection même.

§ I. — DES CAUSES ÉTRANGÈRES A LA MALADIE PRINCIPALE

Elles sont prédisposantes et déterminantes :

1° *Causes prédisposantes.* — Disons d'abord quelques mots
sur l'âge, le sexe, les pays, etc. L'encéphalopathie albuminurique se montre à tous les *âges*, mais avec une fréquence
qui semble proportionnelle à la fréquence de la maladie de
Bright, aux diverses époques de la vie. Ainsi Cahen, Aran (1)

(1) Gazette des hôpit., 14 et 19 juin 1860. Leçons recueillies par
M. Siredey.

l'ont observée chez des nourrissons de 5 mois, de 15 jours, chez des nouveau-nés. Mais ces cas sont fort rares. D'après nos observations et celles que nous avons empruntées à divers recueils, si les accidents cérébraux liés à la néphrite albumineuse sont assez nombreux vers les limites de l'adolescence, leur maximum de fréquence est de 8 à 10 ans, ce qui ne doit pas étonner, puisqu'ils sont pour la plupart observés à la suite de la scarlatine qui se montre principalement vers cette période (Rilliet et Barthez). Maintenant, si l'on consulte les statistiques générales données par Bright, Christison, Malmsten, etc., et réunies par Frerichs (1), qui considère les complications encéphaliques comme apparaissant dans un tiers des cas, on voit qu'elles sont évidemment plus rares chez les enfants que chez les adultes, ce qui s'explique par la fréquence, chez ces derniers, des formes de l'affection brightique dans lesquelles l'encéphalopathie se montre le plus souvent (néphrite parenchymateuse primitive, alcoolique, albuminurie puerpérale).

Les considérations tirées de l'âge ne doivent donc pas, à vrai dire, entrer en ligne de compte dans les causes étrangères à l'affection principale.

Le même raisonnement est-il applicable aux différences concernant le *sexe?* Toujours est-il que, dans les faits que nous avons sous les yeux, le nombre des garçons l'emporte sensiblement sur celui des filles. Sur les 6 observations recueillies dans le service de M. Barthez, nous trouvons 1 fille et 5 garçons; et cependant si nous prenons l'ensemble des faits d'anasarque avec albuminurie sur lesquels ont porté nos recherches, nous voyons que les deux sexes y sont à peu près également représentés. Nous nous bornons

(1) Die Brightsche Nierenkrankheit und deren behandlung, 1851.

à signaler cette particularité, sans y attacher une grande importance.

Quant à l'influence des pays, des latitudes, il suffit de jeter les yeux sur la statistique de Frerichs pour voir que dans certaines contrées les accidents dits urémiques paraissent beaucoup plus fréquents que dans d'autres. Décomposée par pays, elle donne les résultats suivants : pour la Suède, la proportion approximative des cas d'accidents cérébraux sur le nombre total des décès par affections brightiques, est des deux tiers; pour l'Angleterre, des deux cinquièmes; pour l'Allemagne, d'un quart; enfin, pour la France, d'un sur onze.

Relativement aux enfants et au sujet spécial qui nous occupe, ces différences, qu'on a attribuées à l'influence des climats, aux habitudes hygiéniques des divers peuples, à l'abus des alcooliques dans les pays froids, paraissent nulles ou tout au moins fort peu accusées, si l'on compare les appréciations des auteurs. Nous avons déjà vu que Rilliet, en France, West, en Angleterre, donnent l'un et l'autre l'encéphalopathie albuminurique pour une complication peu commune; et nous pouvons leur adjoindre un observateur suédois, Lewrin (1), qui, dans l'anasarque scarlatineuse, place aussi « *l'urémie* » au troisième rang des complications, après les épanchements séreux internes et les phlegmasies.

L'éclampsie consécutive à la scarlatine peut-elle se montrer plus fréquemment dans certaines localités et à certains moments, sous l'influence d'une constitution médicale, d'un génie épidémique où la forme cérébrale domine? Nous l'ignorons, et diverses relations d'épidémies scarlatineuses ne nous apprennent rien à ce sujet. Il est permis d'en douter

(1) Einige bemerkungen über das Scharlach-fieber. Journ. für Kinderkr., 1864, Heft 1 and 2, p. 66 (Trad. du Suédois).

si l'on admet avec plusieurs auteurs que le degré de gravité de la scarlatine n'est pour rien dans l'apparition des symptômes cérébraux qui peuvent se montrer à la suite de cette affection.

Antécédents. — Dans quelques cas seulement, nous trouvons indiqués dans l'histoire du malade des précédents qui pourraient faire admettre chez lui une certaine prédisposition aux complications cérébrales. Ainsi le sujet d'une observation de Bright et Barlow (1) avait eu des convulsions un an avant de mourir d'encéphalopathie scarlatineuse. Un des faits de Rilliet (2) se rapporte à une fille chlorotique et atteinte de pica, peut-être hystérique. Des deux petites filles observées par Avrard, la première était à moitié idiote, la deuxième sujette à de fréquentes attaques d'hystérie. Elle mourut à la suite d'accidents convulsifs répétés (3).

Pour la majorité des auteurs, ainsi que nous le disions tout à l'heure, la fréquence des complications nerveuses dans l'anasarque consécutive à la scarlatine n'est pas en rapport avec la forme, avec le degré de gravité de cette maladie. Elles peuvent fort bien se montrer à la suite d'une scarlatine bénigne, normale, dans laquelle les symptômes nerveux ont complétement manqué. Marshall Hall établissait cependant un rapport entre la fièvre éruptive, même bénigne, et les accidents de la néphrite albumineuse consécutive. Il pensait que les enfants étaient exposés aux convulsions si, au moment de la convalescence, on négligeait les évacuants, si on « ne nettoyait pas suffisamment le tube digestif. » On sent ici la préoccupation du *poison scarlatineux* et de son action possi-

(1) Guy's hosp. reports, 1843, obs. 2.
(2) Voy. obs. 8.
(3) Obs. 7.

ble sur les suites de la maladie, ce qui n'implique point d'ailleurs que l'indication ne soit pas bonne à suivre.

Après la scarlatine, disons quelques mots des autres états pathologiques qui peuvent donner naissance à la maladie de Bright, au point de vue de leurs rapports avec les accidents cérébraux. Les douze observations que nous donnons à la fin de ce travail peuvent se décomposer ainsi d'après les causes :

9 anasarques abuminuriques consécutives et 3 primitives. Sur les premières, 5 sont consécutives à la scarlatine, une à un cas de rhumatisme articulaire aigu avec péricardite ; les 3 autres se sont montrées dans le cours d'affections chroniques ayant entraîné la cachexie. — Sur nos 3 cas primitifs, l'action du froid n'est signalée qu'une fois. Pour les 2 derniers il n'y a pas de cause appréciable.

Au nombre des faits déjà publiés que nous avons sous les yeux, nous trouvons un exemple d'anasarque albuminurique aiguë consécutive à la rougeole et un très-petit nombre d'albuminuries primitives ou cachectiques. Toutes les autres sont consécutives à la scarlatine.

Pour M. Sée (1), qui se place au point de vue général de l'urémie brightique à tous les âges, la maladie de Bright idiopathique et aiguë serait plus souvent que la scarlatineuse accompagnée d'accidents cérébraux. Nos recherches statistiques nous donnent un résultat à peu près identique pour ces deux variétés d'albuminurie. Dans le service de M. Barthez, sur 37 anasarques scarlatineuses, nous en trouvons 4 avec éclampsie, et sur 18 maladies de Bright aiguës franchement primitives, 2 ont présenté cette complication, ce qui donne à peu près la proportion d'un neuvième pour les premières comme pour les secondes. Quant aux cachexies, aux fièvres éruptives autres que la scarlatine, aux fièvres typhoïdes, etc.,

____

(1) Leçons cliniques citées par M. Fournier, loc. cit., p. 67.

ce sont autant de causes moins communes de néphrite albumineuse, pour lesquelles les éléments de comparaison nous font absolument défaut.

En somme, le rapport entre les causes des albuminuries et leurs complications cérébrales est difficile à établir, et cela tient à ce qu'il est avant tout subordonné à celui qui existe entre ces complications et ces maladies elles-mêmes.

Avant de passer à cet ordre d'idées, et tandis que nous nous tenons encore en dehors de l'affection même qui donne naissance aux accidents cérébraux, énumérons les causes immédiates qui peuvent en amener l'explosion chez les sujets albuminuriques, alors que tout est en quelque sorte disposé pour qu'ils éclatent. Ce sont là à peine des causes ; ce sont des prétextes. Elles n'en sont pas moins bonnes à connaître. Richardson (1) y insiste et donne même une véritable importance à quelques-unes.

2° *Causes déterminantes.*—Dans sa thèse, M. Piberet pense, d'une manière générale, que l'apparition des accidents cérébraux coïncide avec une aggravation de la maladie principale, par suite d'une imprudence quelconque. Tel est aussi l'avis de Richardson. Seulement il spécifie davantage. Pour lui, chez les malades *urémiques*, c'est-à-dire placés dans les conditions voulues pour que les symptômes nerveux urémiques paraissent, l'explosion imminente peut être provoquée par un refroidissement, par un excès de table, ou seulement par un repas copieux (2). Certains médicaments, selon lui, ont sous ce rapport une action des plus fâcheuse. Il signale la facilité avec laquelle les *mercuriaux* (toujours chez les sujets prédisposés) déterminent la salivation, même à faible

(1) Clinical essays, 1862. On Uræmie coma.
(2) Voy. obs. 2, de Basham, et 13, de Richardson.

dose, et provoquent les convulsions ou le coma. Au reste, avant lui, Catchart Lees (1) avait fait la même observation, et antérieurement Bright et Barlow s'étaient élevés contre l'emploi du mercure dans la néphrite albumineuse. L'*opium*, suivant Richardson, même en petite quantité, peut avoir une influence analogue. La *colère*, les *contrariétés* peuvent agir dans le même sens. Dans un des cas de Picard (2), un violent accès de colère fut immédiatement suivi d'une attaque d'éclampsie. Dans notre obs. 15, due à M. Bergeron, c'est une vive contrariété qui paraît avoir été la cause déterminante de l'attaque convulsive ; chez la deuxième malade d'Avrard (3) (voy. obs. 7), c'est une frayeur subite, combinée peut être avec une brusque sensation de froid. Il est fort admissible que ces diverses causes aient une action directe sur les centres nerveux. Cependant, dans certains cas, l'exposition au froid ou l'émotion morale paraît agir indirectement en provoquant d'abord la suppression brusque de la miction, puis les accidents cérébraux. Richardson pense que les mercuriaux exercent leur influence de cette façon. La vraie cause immédiate serait alors, à vrai dire, la rétention d'urine.

Il est une autre cause déterminante à laquelle M. Marchal (de Calvi) (4) a peut être accordé plus d'importance qu'elle n'en méritait, mais qui n'en est pas moins très-admissible, au même titre que les précédentes ; c'est l'usage des *bains de vapeurs* dans les cas d'anasarque albuminurique. Cette cause peut être invoquée dans une observation de Rayer (5), où il est question d'un garçon de 16 ans, atteint d'albuminurie aiguë après s'être exposé au froid, et chez qui les convulsions écla-

(1) Dublin quarterly journ., 1852.
(2) De la Présence de l'urée dans le sang. Th. de Strasbourg, 1856.
(3) Sur l'Amaurose albuminurique. Gazette médic. de Paris, 1853.
(4) Moniteur des hôpit., 1855, 24 juin et suiv.
(5) Maladies des reins, t. II, p. 175.

tent au sortir d'un bain de vapeurs « ni trop chaud, ajoute l'auteur, ni trop prolongé. » Un de nos faits présente la même coïncidence, mais d'une façon beaucoup moins directe. Faut-il dire pour cela que les bains de vapeurs doivent être exclus de la thérapeutique des hydropisies qui dépendent du mal de Bright? Nullement, puisque l'expérience de tous les jours prouve leur utilité. Mais on peut en conclure à la nécessité de certaines précautions dans la manière de les administrer, à une grande réserve dans leur application lorsqu'il y a menace de complication cérébrale, et cela surtout chez les enfants impressionnables ou craintifs.

Enfin l'*imitation*, si l'on en croit Stevens (1), pourrait intervenir ici comme dans les névroses pures. Voici le fait raconté par cet auteur, d'après M. Wieger, qui le cite dans sa thèse. Il fut appelé pour donner ses soins à une fille qui venait d'être saisie de convulsions tellement violentes que plusieurs personnes étaient occupées à la retenir dans son lit. Dans l'espace d'une semaine, trois autres personnes de la famille, toutes du sexe féminin, eurent des convulsions semblables; toutes étaient plus ou moins atteintes d'anasarque, suite de scarlatine.

Nous n'avons rien à ajouter à cette singulière observation, qui méritait d'être rapportée avec plus de détails.

§ II. — Des causes inhérentes a la maladie principale.

Ici encore il y a, si l'on veut, des causes prédisposantes et des causes déterminantes; mais les dernières nous échappent. Entre les manifestations initiales (lésion des reins, troubles de la sécrétion urinaire) de toute affection brightique et les symptômes cérébraux qui se montrent dans son cours, il

(1) London med. Gaz., 1842. Extrait du Schmidt's Yahrbuch, reproduit par Wieger. Th. de Strasbourg, 1854.

y a la question de l'urémie, grosse de problèmes non résolus et de théories plus ou moins fondées. Il est un point cependant sur lequel il n'y a pas, croyons-nous, de contestation possible, c'est que, par le fait de la double lésion rénale, le sang ne peut plus éliminer que d'une façon incomplète les matériaux qu'il doit normalement rejeter. Ce point établi, il est intéressant de rechercher si tous les symptômes faits pour augmenter cette altération secondaire, à savoir l'abaissement de la proportion des matériaux solides de l'urine, la diminution ou l'arrêt de la miction, la diminution ou la suppression de toutes les sécrétions supplémentaires y compris l'hydropisie, sont, soit constamment, soit du moins dans un certain nombre de cas, les avant-coureurs de la complication cérébrale. C'est ce que nous allons tenter dans les limites que nous nous sommes tracées ; et nous commencerons par examiner, à ce point de vue, l'influence des lésions rénales. Quant à la nature de l'altération du sang et au rôle qui peut lui revenir dans la pathogénie des accidents cérébraux, ce sont là deux points sur lesquels la science n'est pas encore constituée, et dont nous devons renvoyer l'étude au chapitre qui traitera de la nature de ces accidents.

1° *Lésions rénales.* — Si la lésion rénale, dans les maladies de Bright, n'est que la conséquence d'un état dyscrasique, elle en est du moins le premier ou un des premiers effets, et peut devenir à son tour le point de départ de certains effets secondaires. Pour tous les partisans de l'urémie, l'encéphalopathie albuminurique est un de ces phénomènes ; mais la lésion organique des reins existe-t-elle dans tous les cas d'encéphalopathie à un degré suffisant pour qu'on puisse lui attribuer cette complication ? Cette question se pose dans une observation de Richardson, que nous citons ailleurs avec plus de détails (obs. 13). Il s'agit d'un garçon de 7 ans, qui mourut de

convulsions dans le cours d'une anasarque consécutive à la
scarlatine. A l'autopsie, les reins étaient pâles et assez volumineux; mais au microscope il n'y avait aucune trace de dégénérescence ou de lésion quelconque du côté des vaisseaux
et des tubuli. Cependant la miction avait été diminuée, supprimée même; les urines avaient été albumineuses. Richardson rappelle à ce propos les expériences dans lesquelles on a
provoqué des accidents urémiques en sectionnant les nerfs
rénaux, et conclut que, dans le cas actuel, l'insuffisance uropoiétique et l'encéphalopathie consécutive doivent être rap-
portées moins à la lésion organique encore insignifiante des
reins qu'à un trouble fonctionnel, à une perturbation de l'innervation rénale. Nous n'avons pas à discuter cette apprécia-
tion, très-admissible à un point de vue général; nous nous
bornerons seulement à remarquer que, chez le malade de Richardson en particulier, il y avait bien cependant une modi-
fication organique, puisque les reins étaient pâles et volumineux. C'est l'apparence du *large white kidney* des Anglais,
si communément observé dans les anasarques scarlatineuses.
Quoi qu'il en soit, quand la lésion existe, à quel degré s'ac-
compagne-t-elle le plus souvent d'accidents cérébraux?

Addison, le premier, a étudié cette corrélation et a cherché
à établir que tel ou tel ordre de symptômes nerveux corres-
pondait à tel ou tel stade de la maladie des organes uropoié-
tiques. Seulement il se place plutôt au point de vue du pronostic que de l'étiologie. Plus tard, on a établi ce fait important, que la fréquence des complications cérébrales n'est pas
en rapport direct avec le degré de gravité de la lésion rénale,
mais qu'elle est proportionnée à l'étendue de cette lésion
(Brücke) et à la mesure dans laquelle les éléments sécréteurs
du rein sont intéressés. De là, a-t-on dit ensuite, la fréquence
des accidents cérébraux, d'abord dans les formes inflammatoires de la maladie de Bright (néphrite exsudative ou catar-

rhale de M. Jaccoud, néphrite commune ou parenchymateuse aiguë), puis dans la néphrite parenchymateuse chronique, dans la dégénérescence graisseuse consécutive; enfin , en dernier lieu, dans l'atrophie goutteuse, la cirrhose, la variété amyloïde (1).

Chez les enfants, les motifs mêmes qui nous ont déterminé à étudier spécialement l'encéphalopathie albuminurique aiguë tendraient à prouver que les accidents cérébraux sont, en effet, fort rares dans les formes chroniques. Seulement, il ne faut pas oublier que ces formes elles-mêmes sont très-peu communes dans le jeune âge (2) et que quelques-unes manquent même complétement. Parmi les malades qui font le sujet de nos observations, la plupart ont présenté les variétés les plus aiguës de l'affection brightique. Trois de ces faits seulement peuvent être rapportés aux variétés subaiguës et conduisant à l'état chronique; sur ces trois cas, l'un a été suivi de mort peu de temps après la cessation des accidents éclamptiques, mais les reins n'ont pu être examinés; pour les deux autres, les signes de la lésion rénale ont persisté ou se sont aggravés jusqu'à la sortie de l'hôpital. Sur les 9 derniers malades, 7 ont guéri radicalement, 2 ont succombé, et à l'autopsie on a trouvé les reins une fois hyperémiés et volumineux, une fois anémiés et présentant l'état qui correspond au deuxième degré du mal de Bright. Ce degré est celui qu'on a rencontré à peu près constamment dans les faits que nous connaissons, chez les sujets morts d'éclampsie consécutive à la scarlatine. Mais, chez ceux qui ont guéri, les lésions étaient, dans bien des cas au moins, beaucoup plus légères, ainsi que le montrait l'examen microscopique des urines, où on ne trouvait le plus souvent que les cylindres

(1) Leçons de M. Sée. Leçons cliniques de M. Jaccoud : Paris. 1867. Cliniques sur le mal de Bright et sur l'urémie.

(2 Nous n'en avons trouvé que 23 exemples dans les observations de M. Barthez, contre 106 cas de néphrite albumineuse aiguë.

fibrineux et les globules cruoriques indiquant le passage du sang en nature, et les éléments épithéliaux isolés ou agrégés révélant la desquamation des tubuli (obs. 23).

2° *Troubles de la sécrétion urinaire.* — Ainsi l'examen microscopique dénote, en général, l'existence d'une lésion rénale et en indique le degré ; mais il n'existe aucun rapport fixe entre les modifications des caractères de cet ordre que présente l'urine et l'approche des accidents cérébraux. Rien de constant non plus quant à sa réaction, quant à sa coloration. On sait que la présence du sang dans l'urine est un phénomène dès plus ordinaires dans la néphrite albumineuse aiguë. Elle est mentionnée, en effet, chez presque tous nos malades ; mais ses variations avant le début de la complication nerveuse n'ont rien de fixe. Une fois seulement nous trouvons signalée son augmentation notable à ce moment. Dans deux ou trois observations, il semble qu'une poussée hématurique ait coïncidé avec l'éclampsie ; mais, dans aucun de ces cas, on ne saurait voir entre ces deux phénomènes un rapport de cause à effet. Nous en dirons autant de l'albuminurie. Barlow pensait que la prédisposition aux convulsions était plus grande alors que le précipité albumineux était peu abondant. Depuis, on a reconnu que ce fait est loin d'être constamment vrai ; d'une part, l'urine peut être chargée d'albumine, et d'autre part celle-ci peut faire complétement défaut. Cependant disons que, 3 fois sur 12, chez nos malades, nous trouvons la diminution de l'albuminurie constatée immédiatement avant l'éclampsie (1).

(1) Parmi les autres faits que nous avons pu consulter, nous en trouvons 7 où l'urine a été examinée à ce point de vue avant le début. Sur ces 7 cas, l'albumine est :

Abondante ou augmentée. . . . 3 fois.

Légère. . . . . 2 —

Décroissante. . . . . 1 —

Et manquant absolument. . . . 1 —

En somme, aucun des caractères de l'urine signalés jusqu'ici ne présente d'intérêt au point de vue des conditions étiologiques qui préparent les accidents cérébraux. Quant aux modifications qu'ils peuvent subir sous l'influence de ces accidents eux-mêmes, nous nous en occuperons ailleurs.

A. *Anurie et ischurie.* — Mais il n'en est pas ainsi de la diminution ou de la suppression de l'urine. C'est là un symptôme très-important pour les partisans de l'urémie. Examinons-le dans ses rapports avec l'encéphalopathie albuminurique.

La suppression complète de la miction chez les sujets atteints de maladie de Bright est, pour beaucoup d'auteurs, suivie dans certains cas d'accidents cérébraux. Abercrombie, Golding Bird, Romberg (1), Lees (2), Aran, Cahen, Richardson (observation 13), et d'autres encore en rapportent des exemples chez les enfants. Cette suspension complète de la sécrétion urinaire est, suivant ce dernier observateur, assez fréquente dans la néphrite albumineuse aiguë. Quant à sa diminution, on l'observe presque toujours dans cette affection, où elle prend parfois le caractère d'une véritable ischurie. La suppression survenant brusquement, tantôt sans cause appréciable, tantôt sous l'influence de causes extérieures déjà signalées (refroidissement, certains médicaments, etc.), peut être presque immédiatement suivie d'une attaque éclamptique ou comateuse (Richardson). A plus forte raison doit-elle provoquer ces accidents lorsqu'elle se prolonge. Mais dans ce cas les développe-t-elle nécessairement? Christison le nie. Pour lui, les complications peuvent manquer malgré la rétention d'urine ; elle peuvent se produire alors que la miction est abondante et facile. Telle est aussi l'opinion d'Addison. Samuel

(1) Cité par M. Lasègue, loc. cit.
(2) Cases of dropsy following scarlet fever. Dubl. journ. of medic science, 1843.

Wilks rapporte une observation intéressante à ce point de vue, dans laquelle il s'agit d'un garçon de 12 ans atteint d'une anasarque modérée, dont la miction se supprime pendant deux jours, et qui meurt de péricardite sans avoir présenté de symptômes cérébraux ; tandis que dans un autre fait du même auteur, chez une jeune fille de 16 ans, l'anurie et l'éclampsie paraissent s'être succédé à très-peu de distance.

D'autre part, Liebermeister, cité par Niemeyer (1), dit que la miction peut être augmentée avant les accidents, et cette augmemtation est notée dans une observation de Matthey (2). On voit qu'il serait illusoire de vouloir établir un rapport fixe, non-seulement entre la durée de la suppression des urines, mais encore entre le fait de cette suppression et la fréquence de l'éclampsie. Mais il ne faut pas conclure de là que ce symptôme e joue aucun rôle dans le développement des accidents cérébraux ; il est positif que, dans la néphrite albumineuse aiguë en particulier, les convulsions sont parfois précédées par la suppression des fonctions rénales, et, dans bien des cas, par la diminution de la sécrétion urinaire. Nos observations et un assez grand nombre de faits, dont quelques-uns figureront dans le travail, le prouvent suffisamment (3).

Au reste l'urine peut être en apparence aussi abondante, plus abondante même qu'à l'état sain, et cependant la sécrétion est diminuée, c'est-à-dire que la proportion des matériaux solides éliminés tombe au-dessous de la moyenne, la quantité du liquide restant la même. Le densimètre y révèle alors un abaissement plus ou moins considérable du poids spécifique normal.

(1) Éléments de patholog. int. et de thérap., t. II, p. 116 et suiv.
(2) Rilliet, ouvr. cité, obs. 1.
(3) Dans nos observations, la rétention d'urine est notée 2 fois, et la *miction rare* 3 fois. Dans celles des auteurs, nous trouvons l'anurie signalée 5 fois, et la dysurie ou l'ischurie 8 fois.

B. *Diminution de poids spécifique de l'urine.* — Ce symptôme est, pour les urémistes, aussi important, plus important même que le fait de la suppression ou de la diminution de l'urine en totalité. C'est suivant eux le seul signe qui exprime d'une façon constante la condition étiolologique essentielle des accidents cérébraux dans l'albuminurie, à savoir l'insuffisance rénale. Bright et Barlow considéraient cette diminution du poids spécifique comme prédisposant à l'encéphalopathie ; Aran recommandait de rechercher la densité de l'urine dans les cas douteux ; J. Vogel (1) fait de cette recherche un des principaux éléments du diagnostic. M. Jaccoud lui attribue aussi une importance capitale, et cite un cas où le poids spécifique diminuant progressivement et d'une façon considérable, il a pu, malgré l'augmentation de la miction et l'activité des sécrétions supplémentaires entretenues par une thérapeutique énergique, prévoir et annoncer la complication cérébrale. Mais c'est surtout dans les formes chroniques du mal de Bright, que ce signe a de la valeur. Là, « presque toujours, dit M. Abeille (2), le début des accidents a lieu dans le moment où les malades urinent abondamment et même plus fréquemment qu'à l'état normal. » C'est alors qu'on observe ces urines incolores, inodores, aqueuses, dans lesquelles les chlorures, l'urée, les autres principes excrémentitiels, font presque absolument défaut.

Dans l'albuminurie aiguë, qui nous intéresse ici spécialement, les choses ne se passent pas ainsi. On connaît ces urines sédimenteuses, à dépôt briqueté souvent très-abondant, et dont la couleur rappelle celle du bouillon. En dehors de toute complication leur poids spécifique est aussi élevé ou même

---

(1) Handbuch der speciellen pathol. und therapie von R. Virchow (1863), Bd. VI, Abth. 2. Dritter Heft., p. 458.

(2) Traité des maladies à urines albumin. et sucrées ; Paris, 1863.

plus élevé que dans l'état de santé (Goodfellow) (1). Il peut, dit Johnson (2), s'élever à 1025 et au-dessus (les deux limites extrèmes de la proportion normale, sont d'après M. Jaccoud, de 1018-1025). Néanmoins, ajoute Johnson, la comparaison de la densité de l'urine avec sa quantité montre souvent que l'excrétion des matériaux solides reste après tout inférieure à la moyenne. Dans une observation de M. Picard, nous trouvons à l'approche des symptômes cérébraux ce désaccord entre le poids spécifique et la proportion réelle des principaux éléments solides, confirmé d'une manière frappante. Il s'agit, à vrai dire, non d'une néphrite albumineuse franchement aiguë, mais d'une maladie de Bright grave, à marche rapide. On sait que, dans les deux cas, les conditions sont les mêmes au début. Voici le fait en substance :

Observation Ire. — Une jeune fille de 9 ans est atteinte d'anasarque depuis huit jours. OEdème de la face et des extrémités. Les urines rendues dans les vingt-quatre heures marquent 1028 au densimètre ; mais elles sont très-rares (220 cc.), et ne contiennent que 4 gr. 29 d'urée, 2 gr. 53 de chlorure sodique (3). Albuminurie, 0,73. Pas de cylindres au microscope. L'enfant tombe promptement dans un état demi-comateux, qui se prolonge pendant quinze jours, et, au bout de sept semaines environ, elle meurt épuisée par une diarrhée incoercible. Les reins présentaient les lésions du troisième degré de la maladie de Bright (4).

Mais, dans l'albuminurie aiguë, peut-on voir, en d'autres circonstances, le poids spécifique s'abaisser graduellement à l'approche des accidents cérébraux? Malheureusement nous

(1) Lectures on the diseases of the kidney and dropsy, 1861, p. 202.
(2) On the diseases of the kidney, 1852.
(3) Le chiffre moyen étant 30 gr. pour l'urée et 11 gr. pour le chlorure.
(4) Picard, thèse citée, obs. 16.

n'avons eu l'occasion de faire en personne aucune recherche à ce sujet. Dans un des cas dont nous avons été témoin, la suppression de la miction les rendait impossibles; dans l'autre, il ne nous a été donné d'assister qu'à un court épisode de la maladie. Mais notre excellent collègue, M. le Dr Martineau, nous citait dernièrement un cas où il avait vu chez un jeune homme atteint d'éclampsie dès le début d'une anasarque albuminurique suraiguë avec hématurie, la densité de l'urine notablement diminuée. Voici d'autre part un fait de Basham qui nous paraît assez intéressant à cet égard.

Obs. II. — Richard (L.), âgé de 7 ans, entre en traitement le 10 février 1854. Scarlatine un mois auparavant. Anasarque générale depuis huit jours. Urines sédimenteuses, contenant du sang, très-albumineuses. Poids spécifique : 1020. Au microscope, globules rouges et cellules épithéliales isolées. — Jalap, bains chauds, diaphorétiques salins.

Le 13, l'anasarque a considérablement diminué.

Le 20, l'urine est plus abondante, claire et ambrée. Deux jours après elle contient des cylindres à épithélium granuleux.

3 mars. Aspect général meilleur. La quantité d'urine émise dans les vingt-quatre heures s'est notablement accrue; mais elle contient plus d'albumine. Les cylindres sont pour la plupart moins granuleux, plus transparents : on trouve, en outre, avec des cellules épithéliales isolées, un grand nombre de noyaux libres (ce que Basham considère comme un signe fâcheux). *De plus, le poids spécifique est descendu à* 1015 *ou* 1016.

Le même jour, *à la fin d'un repas copieux*, et étant encore assis, l'enfant est pris de convulsions soudaines, cloniques. Elles persistent pendant plusieurs heures avec de courtes intermissions. Pupilles dilatées, respiration accélérée et laborieuse. Pouls, 110-120. Déglutition difficile. De nouveaux paroxysmes suivent le premier, et le coma s'établit dans l'intervalle. Mort le 5, quarante-huit heures après le début des accidents.

Autopsie. Sérosité dans les ventricules. Reins volumineux et pâles. Épithéliums granuleux dans les corpuscules de Malpighi et dans les tubes urinifères, avec un grand nombre de noyaux libres (1).

Ainsi, dans ce cas, l'examen microscopique des urines pouvait seul révéler une aggravation graduelle de la maladie, et la diminution du poids spécifique pouvait seule faire connaître l'imminence de l'état morbide constituant l'urémie. Mais on remarquera qu'en même temps l'affection brightique avait perdu son caractère franchement aigu des premiers jours. Nous doutons, quant à nous, que cet abaissement de la densité de l'urine soit l'accompagnement ordinaire des convulsions qui éclatent au début de la néphrite albumineuse. Le cas de Picard en est une preuve. L'observation déjà citée de Rayer en est une autre. L'urine, rare et sanguinolente, marquait 1026 au densimètre peu de jours avant l'attaque éclamptique, survenue au début d'une anasarque scarlatineuse. Mais ces évaluations isolées ne sont évidemment pas suffisantes pour que nous puissions juger la question sans de grandes réserves.

L'analyse chimique, on l'a vu par l'observation 1, peut être très-utile en complétant les renseignements fournis par l'évaluation du poids absolu de l'urine, alors que la quantité étant diminuée, la densité reste normale. Elle montre alors que la proportion des matériaux solides éliminés dans les vingt-quatre heures est inférieure à ce qu'elle doit être. Quant à l'abaissement du chiffre de tel ou tel élément plutôt que de tel ou tel autre (urée, acide urique, chlorures, matières extractives diverses), on n'en peut tirer aucune présomption, dans l'état actuel de la science, relativement à l'imminence des phénomènes encéphalopathiques. Nous reviendrons sur cette question en nous occupant de la nature et de la patho-

_____

(1) Basham, On dropsy connected with disease of the kidneys, 1862.

génie des complications nerveuses. Pour le moment, nous ne saurions l'aborder sans sortir du domaine des faits et sans tomber dans celui des interprétations et des théories.

3° *Absence, faible développement ou diminution de l'ana-sarque.* — Depuis qu'on s'occupe des accidents cérébraux qui surviennent dans le cours des affections brightiques, on s'occupe aussi des rapports qui peuvent exister entre leur manifestation et le degré de l'hydropisie ; et presque tous les auteurs se sont accordés, avec Bright et Barlow, à considérer les cas où il y a peu d'œdème comme plus souvent compliqués d'encéphalopathie que les cas où l'anasarque est considérable.

Ce fait est signalé dans un grand nombre d'observations (Fournier) ; mais, dans quelques-unes, on a noté un fait plus remarquable encore : c'est la diminution de l'œdème, tantôt graduelle, tantôt même brusque (Vogel), avant l'invasion des accidents cérébraux. Déjà en 1833, Anderson (1) remarquait un balancement entre la céphalalgie et l'œdème de la face chez les sujets brightiques. Plus tard Rilliet a signalé cette diminution dans quatre observations.

MM. Lasègue, Sée, Fournier, Jaccoud, s'élèvent avec raison contre toute conclusion absolue tirée d'un pareil phénomène, qui est loin d'être constant. Et en effet, on peut observer aussi les accidents cérébraux quand l'hydropisie manque absolument (Tripe, Basham), et quand elle est au contraire considérable ; elle peut augmenter avant leur apparition, débuter immédiatement avant, pendant, ou même après (obs. de Marshall Hall, Coindet, Avrard). Cependant le fait signalé plus haut n'en existe pas moins, et il s'est trop souvent répété pour qu'on puisse l'attribuer à une coïncidence fortuite. Aussi l'a-t-on expliqué, soit par une métastase, par une sorte de balancement entre l'œdème du tissu cellulaire sous-cu-

(1) London med. Gazette. 1833.

tané et l'œdème cérébral (Rilliet), soit au point de vue de l'urémie, par le fait de la réintégration dans le sang des principes excrémentitiels contenus dans la sérosité hydropique et de l'intoxication consécutive (Picard, Vogel). « Les épanchements séreux de la néphrite parenchymateuse, dit M. Jaccoud, sont très-riches en matières excrémentitielles et en urée. Ces matériaux s'accumulent dans le liquide hydropique à mesure que l'insuffisance rénale se prononce, et l'hydropisie devient ainsi une voie d'échappement supplémentaire pour les produits usés de la nutrition. » Les conséquences de cette sorte de fonction se conçoivent aisément; sa suppression ou son insuffisance, l'œdème étant nul ou léger, peut tout au moins favoriser l'apparition des accidents cérébraux, si l'on admet que ces accidents soient le fait d'un empoisonnement par le sang chargé de principes azotés. « Mais, dit encore le même auteur, malheureusement cette dérivation salutaire n'a qu'une efficacité momentanée. Si les choses restent dans cet état, l'intoxication survient quand même, et, pour être retardée, elle n'en est pas moins fatale » (1). Voilà, toujours au point de vue de l'urémie, la raison de l'inconstance du phénomène que Rilliet avait remarqué. Il est évident au surplus qu'une anasarque générale parvenue à ses dernières limites, cesse aussi bien de remplir cette fonction éliminatrice accessoire que si elle tend à disparaître ou si elle refuse de se développer et de se généraliser.

Voici maintenant le résultat de nos propres recherches sur les rapports de l'anasarque avec l'apparition des accidents cérébraux. Sur nos douze cas, nous la trouvons :

(1) M. Jaccoud, Leçons de clinique médic.; Paris, 1867. Clin. sur le mal de Bright. p. 667.

Considérable. . . . .   3 fois.
Générale, mais modérée. . . . .   1 —
Bornée à une simple bouffissure de la face.   5 —
    —   à la face et au scrotum. . . . .   2 —
Absente. . . . .   1 —

On voit que, 9 fois sur 12, l'œdème a été modéré, très-léger, ou nul, ce qui est parfaitement d'accord avec l'opinion de Barlow.

Enfin, chez les mêmes malades, on a noté une fois seulement l'augmentation de l'anasarque immédiatement avant les accidents, tandis que sa diminution a été signalée dans trois cas.

Nous verrons ailleurs, à propos des terminaisons, que la diminution ou la disparition de l'hydropisie à la fin ou à la suite de la complication encéphalique, n'est pas rare, et que la signification de ce phénomène est alors toute différente.

4° *Diminution ou suppression des vomissements et des selles.* — Chez les auteurs qui se sont occupés de l'urémie, on retrouve souvent cette idée que les vomissements, dans le cours de l'affection brightique, ont une action plutôt bienfaisante que nuisible, en ce qu'ils déchargent le sang d'une partie des principes excrémentitiels qui tendent à s'y accumuler. J. Vogel pense, par cette raison, que les vomissements peuvent dans certains cas éloigner pour un temps le danger des accidents cérébraux, et Aran, dans sa leçon sur l'urémie lente, dit que les vomissements, chaque fois qu'ils se produisent, paraissent soulager les malades. C'est cette pensée qui a conduit les mêmes auteurs à admettre, peut-être un peu *a priori*, que l'arrêt ou la diminution des vomissements prédisposait aux accidents cérébraux. « Ce fait, dit M. Fournier, demande de nouvelles recherches. »

Si dans le mal de Bright chronique, les vomissements précèdent souvent et de longtemps les symptômes nerveux, ils
accompagnent bien moins fréquemment la néphrite albumineuse aiguë, sauf à son début, et ne s'y montrent guère
qu'immédiatement avant ou pendant l'attaque éclamptique.
D'après nos recherches, sur douze cas aigus, les vomissements ont absolument manqué avant l'apparition des accidents, et même pendant leur cours, chez 5 malades ; 4 fois
ils ont immédiatement précédé ou accompagné le début de
l'encéphalopathie, et 3 fois seulement ils l'ont devancé de
quelque temps. Or, sur ces trois derniers cas, une fois les vomissements paraissent avoir absolument cessé six jours avant
l'éclampsie pour reparaître au moment où elle éclatait, et
une autre fois, après avoir persisté pendant vingt jours, ils
ont diminué à l'approche des accidents et se sont même ar-
rêtés complétement trois jours avant, puis la veille.

En somme, les vomissements manquent fréquemment;
mais, pour ce qui est de la part d'influence qu'il faut attribuer
à leur suspension, nos faits ne nous permettent pas de la déterminer d'une façon positive, et nous pensons qu'après tout
les complications cérébrales sont bien plutôt annoncées par
l'apparition des vomissements que par leur disparition.

Ce qu'on a dit de ce symptôme, on l'a dit des *évacuations
intestinales*, et même les auteurs y ont insisté davantage.

Sam. Wilks pense que dans le mal de Bright, la diarrhée,
comme les vomissements, a un caractère supplémentaire.
« Généralement, dit-il, on voit paraître ces deux symptômes
quand la sécrétion urinaire est diminuée ou supprimée.
Paraissant au début de la maladie, ils peuvent retarder l'anasarque. Ils ont donc plutôt un rôle bienfaisant. » Le même
auteur cite Golding Bird, qui a trouvé de l'urée dans les ma-

tières intestinales (1), et il ajoute que, pour lui, dans plus d'un cas, il a vu la suspension de la diarrhée précéder immédiatement l'explosion des accidents cérébraux.

Richardson place la constipation au nombre des signes précurseurs de ces accidents ; M. Jaccoud considère aussi la suppression de la diarrhée comme un phénomène significatif. D'autre part, West établit que chez les enfants, dans l'anasarque albuminurique aiguë, la constipation est un symptôme assez habituel. Dans le mal de Bright chronique, au contraire, on sait que la diarrhée ne manque presque jamais.

Sur nos 12 observations, nous ne trouvons la diarhée signalée que deux fois comme précédant l'éclampsie ; encore, ne s'est-elle établie dans un de ces deux faits qu'après plusieurs jours d'une constipation opiniâtre. La constipation est notée cinq fois, soit avant les accidents, soit à leur début, et, chose assez significative, sur ces 5 cas, le retour des selles a coïncidé deux fois avec la cessation des phénomènes cérébraux. De ces résultats il ressort tout au moins que, dans l'albuminurie aiguë, la constipation s'observe plus fréquemment que la diarrhée à l'approche des convulsions, et qu'il y a lieu peut-être de la considérer en pareil cas comme une cause adjuvante des désordres provoqués par le défaut de l'uropoïèse (2).

(1) Ce fait est aujourd'hui bien établi, et Picard a observé chez un de ses malades (obs. 15 de sa thèse) que le chiffre de l'urée s'abaissait dans l'urine quand la diarrhée s'établissait, ce qui démontre le caractère supplémentaire du flux intestinal dans le mal de Bright.

(2) Les urémistes n'interprètent pas tous de la même façon l'influence de cette cause. Pour les uns, la diminution ou la suppression du flux intestinal ne fait que fermer une porte à l'élimination des matériaux azotés retenus dans le sang. Pour d'autres (Treitz, Prager vierteljahrschr., 1859), elle peut être le signe de la résorption de ces mêmes matériaux, transformés dans l'intestin en carbonate d'ammoniaque.

5° *Suspension des autres sécrétions secondaires.* — Nous n'avons que peu de chose à dire des autres fonctions supplémentaires de la fonction rénale. L'action éliminatrice de la peau est du nombre, et la sécheresse du tégument externe, souvent notée par les auteurs, la suppression brusque de la transpiration (Richardson) figurent encore parmi les causes signalées comme favorisant les manifestations dites urémiques. On en pourrait dire autant de toutes les muqueuses que nous n'avons pas mentionnées jusqu'ici. Ainsi, S. Wilks attribue un caractère supplémentaire à la sécrétion bronchique, et Richardson considère sa diminution, sa suspension, la disparition même de l'odeur ammoniacale (signalée par Frerichs comme un symptôme de l'urémie), comme autant de conditions dans lesquelles l'éclampsie ou le coma sont à craindre chez les sujets déjà prédisposés par la marche de l'affection brightique. — La sécheresse de la peau, l'absence de salivation, sont signalées dans quelques-unes de nos observations concurremment avec les premiers prodromes de la complication cérébrale (obs. 15, 25).

Si chacune des perturbations sécrétoires que nous venons d'énumérer a sa place marquée dans les conditions prédisposantes ou adjuvantes de l'encéphalopathie albuminurique, à plus forte raison leur réunion doit-elle la faire redouter. Mais, disons-le bien, toutes ces causes associées ne sauraient provoquer constamment les accidents nerveux, pas plus que le libre fonctionnement de toutes les sécrétions supplémentaires ne les empêche toujours d'éclater si la lésion rénale persiste et s'étend, si, comme le dit M. Jaccoud, « l'élimination compensatrice n'est plus adéquate à l'insuffisance urinaire. » C'est ce qui arrive surtout dans le mal de Bright chronique, où par cela même la diminution de la densité de l'urine est à peu près le seul point à considérer, tandis que, dans l'albuminurie aiguë où les organes élaborateurs de l'urine sont moins atteints, où la compensation est mieux proportionnée à l'insuffisance uropoiétique, il faut compter davantage, croyons-nous, avec l'ensemble des symptômes. Dans notre observation 25, on peut voir réunies la plupart des conditions étiologiques précédemment signalées. Le garçon qui en fait le sujet fut pris de convulsions au début d'une hydropisie scarlatineuse albuminurique et dans les circonstances suivantes : la miction, très-diminuée depuis une semaine, était presque supprimée depuis trois ou quatre jours ; les selles étaient fort rares. Il n'y avait pas de vomissements ; la peau était sèche et chaude ; enfin l'œdème consistait dans une légère bouffissure de la face et dans une infiltration modérée du scrotum.

Nous pourrions citer d'autres faits (obs. 16, 20, 22) où cette association de symptômes était plus ou moins complète, plus ou moins frappante ; mais ce serait allonger inutilement un chapitre déjà fort long.

En résumé, ces diverses sécrétions, secondaires au point de vue de l'élimination des matériaux azotés tant que les reins fonctionnent normalement, prennent une importance très-grande dès que la sécrétion urinaire est en souffrance. De là ceux qui admettent le principe de l'urémie ont naturellement conclu que leur intégrité peut, dans une certaine mesure, prévenir l'encéphalopathie brightique, et leur insuffisance la provoquer. Or nous croyons que si le contrôle de l'observation clinique n'apporte pas à cette opinion une sanction constante, il lui donne du moins raison dans un assez grand nombre de cas. On verra ailleurs que, de ces faits, découlent toutes les indications rationnelles du traitement préventif des accidents cérébraux liés à l'albuminurie.

SYMPTOMATOLOGIE.

Après un certain nombre de tâtonnements, la science s'est définitivement arrêtée, pour les accidents cérébraux dits urémiques, à une division dont Frerichs avait jeté les bases, et que divers auteurs, après lui, ont plutôt complétée que modifiée. Au point de vue de la marche, on a distingué l'urémie aiguë et l'urémie lente; puis les variétés cliniques de l'urémie aiguë ont été réunies sous les trois titres suivants :

1° Forme comateuse ;

2° Forme convulsive ;

3° Forme mixte, dans laquelle le coma et les convulsions sont associés.

Enfin, sous la dénomination de formes rares, M. Fournier a mis à part les accidents délirants et dyspnéiques.

Cette division des accidents cérébraux aigus, excellente si l'on considère l'urémie dans son ensemble, nous exposerait à des répétitions inutiles, et à tout prendre, nous embarrasserait plutôt qu'elle ne nous aiderait si nous voulions l'appliquer à l'étude symptomatologique du sujet que nous ont spécialement désigné nos recherches. Aussi avons-nous préféré n'adopter, pour les complications nerveuses de l'albuminurie aiguë chez les enfants, que deux variétés principales, qu'on pourrait désigner sous les titres suivants : 1° encéphalopathie sans convulsions; 2° encéphalopathie avec convulsions. Dans la première viennent se ranger les symptômes légers, isolés ou réunis passagèrement, et les formes plus ou moins complètes où le coma se montre, tantôt seul, tantôt associé avec l'amaurose, le délire, etc., cas fort rares, si nous en jugeons par le petit nombre de faits de ce genre que nous avons pu réunir. La deuxième variété est de beaucoup la plus commune, puisque c'est celle que nous avons rencontrée dans presque toutes les observations ; elle comprend les types convulsif et mixte de la division classique.

Nous allons commencer par mentionner brièvement les formes exceptionnelles, et nous en citerons des exemples ; mais nous nous réserverons d'étudier avec plus de soin les symptômes qui les constituent lorsque nous les retrouverons dans la forme commune, convulsive. Nous croyons assurer ainsi plus d'unité à notre travail.

I. — DE L'ENCÉPHALOPATHIE AIGUE NON CONVULSIVE.

1° *Formes légères.* — Nous serons bref sur ces symptômes cérébraux légers ou isolés qui ne constituent pas à proprement parler une complication, mais qui, nous le verrons à propos de l'affection éclamptique, peuvent dans certains cas la faire craindre ou l'annoncer. Parmi les observations que nous avons parcourues, nous avons ainsi trouvé 4 ou 5 fois une céphalalgie plus ou moins intense, de l'abattement, des troubles de la vue, des vomissements notés chez des sujets qui présentaient en même temps de l'anurie, ou dont la sécrétion urinaire était très-diminuée. Ces phénomènes isolés, ces encéphalopathies aiguës en quelque sorte rudimentaires ne sont peut-être pas très-rares, mais elles doivent très-facilement échapper à l'observation.

Ainsi, dans l'exemple suivant, on a vu un état cérébral très-fugace se manifester, tandis que la miction était supprimée et se dissiper alors qu'elle se rétablissait.

Obs. III. — S..... (Eugène), entré à l'hôpital Sainte-Eugénie, service de M. Barthez, le 14 février 1856, est malade depuis une quinzaine de jours. Au début fièvre, agitation nocturne, alternant avec de l'abattement. Pas de vomissements ; constipation ; pâleur de la face. Le 16, on constate que, *depuis son entrée, il n'a pas uriné* et n'a pas été à la selle.

Le 17. Un lavement a provoqué 2 garde-robes, mais la miction est toujours suspendue, sans que la vessie soit développée.

Le 18 au matin, il urine pour la première fois, *mais à peine*. La pâleur du visage est extrême; *l'enfant a l'air triste et abattu. Il est très-assoupi*. Cependant, il répond quand on lui adresse des questions.

Le 18 au soir, sous l'influence du vin diurétique, la miction se rétablit. En même temps, il a 3 garde-robes provoquées par un purgatif.

Du 19 au 20, les selles sont naturelles; il urine bien; *il est éveillé et sa gaieté est revenue*. Sang et albumine dans les urines. Bouffissure de la face, le 22.

A partir de ce moment, l'œdème a été en augmentant. Les urines, cessant d'être colorées par le sang, sont restées albumineuses, et, le 1er avril, l'enfant mourait d'un œdème de la glotte. A l'autopsie, les reins, très-pâles, présentaient déjà en quelques points un état granuleux.

Dans un autre cas que nous analyserons très-brièvement, il s'agit d'un garçon de 6 ans et demi qui prend la scarlatine, se lève au bout de cinq jours, et commence à enfler le huitième jour. A l'entrée les urines sont rares et chargées, il y a des vomissements. Le lendemain les vomissements persistent et deviennent sanguinolents. Le pouls est tranquille. Le surlendemain, on remarque que la vue est diminuée. Le pouls s'est ralenti. Enfin, quatre jours après l'entrée, l'enfant est emporté en quelques heures par un œdème pulmonaire suraigu (1).

De ces symptômes légers, passons aux manifestations plus accentuées, plus persistantes de l'affection cérébrale.

Formes exceptionnelles. — Dans son travail sur *l'amaurose albuminurique*, Avrard (2), rapporte une observation remarquable par l'intensité des troubles de la vue, en l'absence de

(1) Service de M. Barthez, 9 novembre 1857.
(2) Loc. cit., obs. 1.

convulsions et même d'un état réellement comateux. C'es
une forme spéciale d'encéphalopathie qu'on pourrait appeler
amaurotique en raison du symptôme qui y domine. Cette
observation est très-intéressante à d'autres points de vue, et
nous aurons à revenir ailleurs sur quelques-uns des phénomènes qui ont accompagné la complication cérébrale.

OBS. IV. — X..., fille, âgée de 9 ans, à demi idiote, contracte la
scarlatine le 31 octobre 1850. Le 8 novembre, l'éruption étant terminée, elle se refroidit dans la journée. Le soir même, malaise,
fièvre, *cris aigus*, gestes indiquant de la céphalalgie et des douleurs
de ventre. Pas de vomissements, pas de selles. Elle urine du sang
pur et se trouve soulagée. Dans la soirée, la vue paraît légèrement affaiblie. Pas d'œdème.

9 novembre. Pouls filiforme, 100-104. Paupières et lèvre supérieure œdématiées. Suffusion sanguine sous la conjonctive oculaire gauche. Taches de purpura sur le dos, la poitrine, l'abdomen
et les membres. Les pupilles sont largement dilatées, paresseuses;
la vue à peu près complètement abolie. L'hématurie persiste.

Le soir. Pâleur de la face; pouls, 120. Taches ecchymotiques
disséminées en divers points du corps; grand abattement. Toute
la journée, hématurie et évacuations de sang par le rectum. Précipité albumineux abondant.

Le 10. L'œdème a diminué. Elle va mieux, répond mieux aux
questions. Les pupilles sont moins dilatées, plus contractiles; la
vue meilleure. Elle rend moins de sang par l'urèthre et par le rectum. Les urines fournissent toujours un précipité albumineux
abondant.

Le soir. L'œdème diminue graduellement. L'iris se contracte
assez bien; les évacuations ne sont plus que sanguinolentes.

Le 11. La vue est encore trouble, mais l'iris se contracte bien.

Le 12. Elle craint de regarder une lumière intense. Œdème disparu. Urines limpides, acides, odorantes, beaucoup moins albumineuses.

Le 20. Elle va tout à fait bien. Traces d'albumine.

La guérison s'est maintenue.

Élevons-nous encore d'un degré dans l'échelle des accidents cérébraux du mal de Bright, et nous arrivons aux phénomènes franchement comateux qui ne s'accompagnent pas de convulsions. Cette forme, qui constitue le véritable type comateux aigu, et qui est très-distincte au point de vue pronostique du coma ultime des affections brightiques chroniques, paraît être, nous le répétons, fort rare dans l'albuminurie aiguë des enfants. Rilliet en a cité un cas rapporté par *Gœlis*, où l'encéphalopathie scarlatineuse affecta d'une manière remarquable les allures de la méningite tuberculeuse. Nous en reparlerons à propos du diagnostic. Le second et le dernier fait de cet ordre que nous ayons rencontré appartient à Hauner (1). Il a de l'intérêt comme exemple de ces variétés complexes où le délire s'associe au coma et à l'amaurose.

Obs. V. — P..., garçon, âgé de 8 ans et demi, est admis le 6 juin 1858. Peu de jours avant, il a eu la scarlatine, et il s'est refroidi dans la période de desquamation.

Anxiété, cyanose de la face, respiration accélérée et courte. Toux fréquente. Matité et apnée aux deux bases; signes d'épanchement péricardique; signes d'ascite. Douleurs lombaires; urines rares, très-albumineuses. Pouls à 120. *Somnolence*, et pendant la nuit *état comateux* avec résolution complète. — Frictions vinaigrées; acétate de potasse et onguent scillitique.

Toute la nuit du 7 au 8, il reste assis sur son lit, en proie à un *délire incessant*. Extérieurement rien de nouveau, à part un léger œdème des extrémités. Pouls petit et fréquent. — Camphre à l'intérieur.

Le 9. Aux symptômes de la veille s'est ajoutée une amaurose complète. L'œdème des extrémités a augmenté.

Le 10. Diminution de l'épanchement pleural des deux côtés. Urines plus abondantes, toujours très-albumineuses. Constipation. La dyspnée revient pendant huit heures la nuit suivante.

Depuis ce jour, diminution graduelle des épanchements dans

(1) Beitræge zur Pædiatrik; Berlin. Erst. Band. p. 71.

les cavités séreuses. La peau devient moite, la diurèse s'établit d'une manière satisfaisante, et l'albuminurie diminue.

Dès le 11, l'amaurose commence à céder. Il reconnaît les personnes, quoique avec peine.

Le 12. Disparition des douleurs lombaires et de l'œdème des extrémités.

Le 18, encore quelques traces d'albumine dans l'urine, et le 29, guérison définitive.

Il est peut-être enfin, en dehors des convulsions proprement dites, une dernière forme très-grave dont le mémoire de Rilliet nous offre un exemple, et qu'on pourrait désigner sous le nom de forme *ataxique*. Mais nous préférons renvoyer l'analyse de cette observation à la partie de ce travail où nous nous occuperons des convulsions elles-mêmes, et où nous passerons en revue toutes les variétés que les désordres du mouvement peuvent présenter dans la complication encéphalique (V. obs. 8).

Tels sont les cas légers ou rares que nous tenions à faire connaître, et sur lesquels nous ne reviendrons plus qu'incidemment. Ils nous conduisent, on le voit, par une gradation assez régulière, des formes les plus atténuées, les plus ébauchées de l'encéphalopathie brightique à son type le plus complet et le mieux caratérisé ; des symptômes cérébraux isolés, puis réunis, nous nous élevons jusqu'à leur groupement autour d'un phénomène qui domine la maladie et lui imprime, suivant l'expression de Rilliet, son cachet particulier : la convulsion.

II. — DE L'ENCÉPHALOPATHIE AIGUE CONVULSIVE.

Sous ce titre nous comprenons, avons-nous dit, les formes convulsive et mixte de la division admise pour l'urémie.

Nous adopterons pour l'étude de ces deux variétés réunies

la marche suivante : après avoir étudié l'époque d'apparition, les prodromes, le mode de début de la complication cérébrale, puis la convulsion elle-même, nous rechercherons successivement les divers symptômes nerveux, à commencer par le coma, qui s'associent au symptôme dominant, l'accompagnent et parfois lui survivent; puis nous nous occuperons des signes fournis par les autres appareils et les autres fonctions, et plus particulièrement des phénomènes concomitants (dyspnée, troubles gastro-intestinaux, hémorrhagies), attribuables à l'urémie. Enfin nous traiterons de la marche, de la durée, des terminaisons de l'encéphalopathie brightique.

§ 1. ÉPOQUE D'APPARITION. — PRODROMES.

L'*époque* où apparaissent les accidents éclamptiques dans le cours de l'affection principale est variable. Pour Christison, ils seraient plus fréquents à ses périodes initiale et terminale que dans la période intermédiaire. Suivant Rilliet, ils se montrent ordinairement entre la deuxième et la quatrième semaine à dater du début de l'anasarque albuminurique ; mais cet auteur convient que, dans certains cas, ils éclatent beaucoup plus tôt, et que parfois ils sont la première manifestation de la maladie brightique. Goodfellow parle aussi de ces explosions prématurées. M. Pihan-Dufeillay pense que l'éclampsie est surtout une complication initiale et le coma un symptôme ultime. Enfin, M. Fournier place les convulsions entre le douzième et le vingtième jour, quelquefois plus tôt.

La comparaison des observations de divers auteurs nous a donné à peu près le même résultat moyen ; mais, pour chaque fait, l'époque d'apparition est très-variable. Nous y trouvons

(1) Loc. cit., p. 202 et suiv.
(2) Étude sur la mort subite dans l'enfance, etc. Thèses de Paris, 1861.

trois ou quatre fois les accidents éclamptiques notés tout à fait
aux premiers jours. Une fois ils accompagnent l'apparition
de l'œdème (Marshall Hall, v. obs. 6.). Quant à l'analyse de
nos observations inédites, elle nous donne comme l'époque
la plus rapprochée du début le deuxième jour, et le soixante
et unième comme la plus reculée. Dans nos albuminuries
scarlatineuses elle est trois fois antérieure, deux fois postérieure au dixième jour.

Ajoutons que dans les trois cas d'encéphalopathie scarlatineuse sans convulsions que nous avons cités, l'épiphénomène
nerveux s'est montré en même temps que les premiers
symptômes de l'albuminurie et de l'anasarque (ob. 3, 4, 5).
Chez ces divers malades, il a même précédé l'œdème sous-
cutané.

Nous croyons en définitive que plus l'affection brightique est
aiguë, plus les accidents cérébraux sont prompts à paraître.
Ce rapport nous semble aussi vrai que celui qui existe dans
une certaine mesure, on le verra plus tard, entre l'acuité de
a maladie principale et l'acuité de la complication.

Les *prodromes* ne sont pas constants. Ils seraient même rares
d'après certains auteurs (West, Sée). M. Jaccoud ne les considère pas comme très-fréquents en général dans les formes aiguës de l'urémie. D'autres auteurs sont d'une opinion diamé-
tralement opposée. « La soudaineté du début des accidents
cérébraux, dit M. Lasègue, est plus apparente que réelle. »
M. Fournier pense que certains prodromes peuvent être mé-
connus, en particulier chez les enfants, qui ne les accusent
pas toujours. Tripe (1) va plus loin. Pour lui, dans l'encéphalopathie scarlatineuse, le début est rarement brusque et
les accidents convulsifs sont précédés pendant un temps va-

____

(1) Scarlatinal dropsy. British and foreign Review. 1854.

riable par des symptômes divers tels que : somnolence, pensée confuse, lassitude, troubles de la vue, céphalalgie, etc.

Nous sommes disposé à adopter l'avis de Tripe en le modifiant, et en disant que le début des accidents eux-mêmes est presque toujours brusque, mais que les signes prémonitoires manquent rarement. Toujours est-il que, sur nos douze observations, nous n'en constatons qu'une fois l'absence complète (obs. 23).

Mais il est important de s'entendre d'abord sur ce qu'il convient d'appeler prodromes dans cette affection. En comparant les opinions émises à ce sujet et en lisant les faits, on voit que les accidents cérébraux peuvent être annoncés par deux ordres de signes prodromiques, les uns plus ou moins éloignés, les autres voisins du début. Les premiers révèlent l'existence des conditions pathologiques qui bientôt provoqueront l'explosion des attaques, ils en font seulement pressentir l'imminence; les seconds précèdent de très-peu de temps, parfois de quelques minutes seulement, cette explosion, dont ils donnent en quelque sorte le signal. Ce sont là, si l'on veut, les vrais prodromes; les autres ne sont que ces signes prémonitoires si variés que les auteurs considèrent comme précédant les complications urémiques en général, et comme constituant à eux seuls, quand ils persistent, l'urémie lente. Plus fréquents avant les accidents comateux ultimes de la forme chronique, ils peuvent se montrer aussi, puis disparaître à une époque plus ou moins voisine du début de l'éclampsie, quelquefois même assez longtemps avant. Ces symptômes, nous en avons donné tout à l'heure l'énumération d'après Tripe, et Rilliet les mentionne aussi ; c'est l'assoupissement, la tristesse sans motif, les mouvements nerveux, ou quelquefois de l'insomnie, des rêvasseries, une loquacité insolite (Rilliet), etc., puis la céphalalgie, mais par accès, des troubles de la

vue, mais passagers, et plus rarement peut-être (du moins
dans l'albuminurie aiguë), des vomissements (1).

Ces trois derniers signes, soit séparés, soit combinés, paraissent beaucoup plus communément à titre de prodromes
immédiats, de prodromes vrais de la maladie. Ainsi, on voit
s'établir soit un ou deux jours, soit quelques heures, soit même
quelques instants (obs. 15), avant l'attaque, une céphalalgie
continue, parfois très-intense, et pouvant s'accompagner de
vertiges ou de somnolence, qui persistera souvent dans l'intervalle des convulsions, et même leur survivra plus ou moins
longtemps. Les vomissements, généralement associés au mal
de tête, le suivent plus souvent qu'ils ne le précèdent. Parfois,
ils se montrent sans autres signes (2) ; il peut même arriver
qu'un vomissement constitue à lui seul toute la phase prodro-
mique (obs. 21). Quant au trouble de la vue, amblyopie ou
cécité complète, il paraît en général le dernier, et survient
rapidement, brusquement même. Il y a quelquefois, comme
le dit Rilliet, une véritable attaque d'amaurose. Coïncidant
plus souvent avec le début des convulsions, ce symptôme,
lorsqu'il les précède, est un signe prémonitoire d'une haute
valeur. Signalons enfin, au nombre des phénomènes précurseurs immédiats moins communs, un assoupissement plus ou
moins soudain, plus ou moins prolongé, et plus rarement
encore un brusque frisson (Richardson), l'épistaxis (Charcot) (3), ou même d'autres hémorrhagies, telles que l'héma-
témèse (Richardson), ou l'hémoptysie (Rayer).

(1) Chez un des malades de M. Bergeron (obs. 14), les vomissements
et la somnolence sont apparus dix-huit jours avant le début, et ont
persisté environ douze jours. Puis, le matin même du début de l'é-
clampsie, la somnolence a reparu, précédant les convulsions de deux
ou trois heures, et jouant cette fois le rôle de prodrome immédiat.

(2) Dans nos faits, les vomissements, notés 6 fois aux prodromes,
sont signalés seuls, sans symptômes cérébraux, 3 fois.

(3) Voy. obs. 15 et 19.

On voit qu'en définitive la distinction que nous avons faite porte moins sur la nature des prodromes que sur l'époque de leur apparition. Cependant, ce qui caractérise aussi ce que nous appelons les *vrais prodromes*, c'est, du moins le plus souvent, la soudaineté de leur apparition, leur intensité et leur persistance jusqu'au début de l'attaque. Mais, répétons-le, on ne les observe pas d'une façon constante, et l'éclampsie peut éclater tout à fait inopinément, ou après n'avoir été annoncée que par quelques-uns des phénomènes transitoires que nous avons placés dans la première catégorie. Enfin ceux-ci peuvent persister, prendre de la consistance jusqu'au moment de l'attaque, et se continuer en quelque sorte avec elle par une gradation insensible.

Quant à leur nature, on voit que les signes précurseurs de l'éclampsie offrent de nombreuses variétés.— On peut cependant les réunir sous les trois titres suivants : symptômes cérébraux, gastro-intestinaux, hémorrhagiques. Nous n'avons fait ici qu'indiquer les derniers ; mais nous y reviendrons avec plus de détails, ainsi que sur les accidents gastro-intestinaux, lorsque nous nous occuperons des rapports de l'encéphalopathie aiguë avec les autres phénomènes attribués à l'urémie.

Il en est encore un que nous n'avons pas mentionné, et qui peut-être a aussi une certaine valeur comme signe prémonitoire ; c'est le ralentissement du pouls, que nous voyons, dans deux cas (1), précéder l'apparition de la complication cérébrale. Nous ne faisons que signaler ici ce symptôme, et nous y reviendrons en étudiant d'une manière générale l'état du pouls dans cette affection.

(1) Obs. 14 et 15.

§ 2. — DÉBUT. — DES CONVULSIONS. — DES AUTRES SYMPTÔMES CÉRÉBRAUX.

A. *Début.* — Le début des accidents est, nous l'avons dit, presque toujours brusque. En général, comme dans l'épilepsie, le malade tombe et reste quelques instants sans connaissance, en proie à une convulsion tonique générale, à laquelle succèdent promptement les mouvements saccadés de la convulsion clonique ; d'autres fois, ces mouvements s'établissent immédiatement, et le premier stade de l'attaque épileptique manque. Quelquefois enfin, c'est un collapsus soudain qui ouvre la scène, et qui est plus ou moins promptement suivi de convulsions. En pareil cas, l'attaque prend le caractère mixte d'emblée. Chez le malade de Romberg, cité par M. Lasègue, dans le cas de Marshall Hall, ce mode de début paraît avoir été observé. Voici sommairement ce dernier fait.

Obs. VI. — Un garçon de 12 ans prend une scarlatine bénigne pour laquelle il ne garde le lit que très-peu de jours. Seize jours après, un matin, il tombe subitement dans un collapsus profond et grave en apparence, et en même temps apparaît à la face une bouffissure œdémateuse qui augmente rapidement. A cet état succèdent des convulsions qui sont elles-mêmes suivies de coma. Marshall Hall fait d'abord une saignée de la jugulaire, puis une saignée du bras. Il tire en tout 27 onces de sang à son malade. Au bout de moins d'une heure, celui-ci reconnaît ses parents. La guérison ne se fit pas longtemps attendre et fut complète (1).

B. *Des attaques convulsives. Des variétés qu'elles présentent.* — Mais revenons au début convulsif; on voit qu'il n'est pas toujours le même ; c'est que le caractère des attaques

(1) Marshall-Hall. Lancet, 1840.

est très-variable ; c'est qu'elles relèvent d'un certain nombre de types distincts, que M. Jaccoud a fort bien décrits en les réduisant à trois principaux, qui sont : les types *éclamptique*, *convulsif* et *tétanique*.

Le premier mode de début est celui de la forme éclamptique. Cette forme peut offrir dans certains cas une analogie frappante avec la grande attaque de l'épilepsie pure. Il n'y a pas, croyons-nous, un seul signe de cette affection dont nous n'ayons retrouvé des exemples dans les observations d'éclampsie brightique. Le cri initial a été noté chez un malade de M. Bergeron (obs. 16). La morsure de la langue (Routh) (1), la flexion du pouce dans la paume de la main (Cahen), l'écume parfois sanguinolente à la bouche, l'émission involontaire des fèces et des urines, ont été mentionnés également. Seulement plusieurs de ces signes, les premiers en particulier, sont assez rares, et surtout on ne les rencontre guère réunis chez le même individu. Mais, quant à ses caractères principaux, l'attaque est, dans les cas dont nous parlons, bien franchement épileptique. Après la période de tonicité avec renversement du tronc, congestion de la face et suffocation imminente, les mouvements cloniques se produisent. Ils sont généraux, et tantôt également répartis des deux côtés, tantôt prédominants à droite ou à gauche. Rilliet dit que cette inégalité est la règle. Nous pensons qu'elle est loin d'être constante. Notée dans divers cas (Rilliet, Piberet, Routh), elle fait défaut dans un grand nombre, et nous ne la trouvons indiquée dans nos observations que trois fois sur douze. Quand elle existe, elle constitue un trait de ressemblance de plus avec l'épilepsie essentielle.

Enfin, la période convulsive terminée, le collapsus lui succède avec les caractères du *stade de ronflement* des épilepti-

---

(1) Voy. obs. 10

ques. Il se prolonge plus ou moins longtemps et disparaît plus ou moins graduellement. Nous verrons que, s'il dépasse certaines limites, l'attaque cesse d'appartenir à la forme convulsive proprement dite. Ajoutons que, depuis le commencement jusqu'à la fin du paroxysme épileptiforme, la perte de connaissance est absolue.

Tel est le type éclamptique pur. Mais nous devons ajouter qu'il est assez peu commun de voir l'encéphalopathie aiguë albuminurique s'y conformer entièrement.

D'abord la première phase peut manquer, nous l'avons dit en parlant du début; les convulsions sont alors cloniques d'emblée; puis la période de collapsus peut faire défaut, et l'enfant revient à lui presque aussitôt après que les mouvements ont cessé, quelquefois même tandis qu'ils persistent encore. Dans une forme plus atténuée, la connaissance est intacte depuis le commencement jusqu'à la fin de l'attaque. Nous avons été témoin de ce fait, et la conservation de l'intelligence est notée chez trois de nos malades, une fois pendan les premières convulsions, et deux fois pendant les dernières (1).

Les mouvements convulsifs eux-mêmes ne sont pas toujours généraux. C'est un fait sur lequel M. Jaccoud a insisté, surtout pour les contractions tétaniques, et qui est vrai aussi pour les secousses épileptiformes. Chez la petite fille qui fait le sujet de l'observation 22, le bras gauche était seul agité de mouvements, tandis que le reste du corps demeurait immobile. Dans l'observation 3 du Mémoire de Rilliet, les convulsions restaient limitées à gauche; enfin dans le deuxième cas rapporté par Avrard, elles occupèrent successivement, d'abord le côté droit du corps, puis la face. Ce sont ces modifi-

____

(1) Obs. 15, 22 et 25. Le même fait est signalé dans l'obs. 3 de Rilliet.

cations si variées de la forme éclamptique que l'on peut rattacher au type convulsif.

Mais ce ne sont pas les seules. L'attaque se borne parfois à des contractions persistantes sans convulsions cloniques. C'est ainsi que M. Jaccoud a vu un cas d'opisthotonos avec contracture des fléchisseurs des avant-bras pouvant faire croire à une méningite cérébro-spinale (1). Il a donné à cette variété le nom de tétanique. Nous ne trouvons point chez les enfants de faits analogues ; mais, dans plusieurs cas, nous voyons des contractures plus ou moins permanentes associées aux mouvements convulsifs cloniques. Chez le nouveau-né observé par Aran, l'attaque débute par du trismus, auquel succède l'incurvation du tronc en arc de cercle, puis les convulsions s'établissent. Dans le fait de Routh, elles sont remplacées par de la rétraction des membres inférieurs. La deuxième malade de Hauner (2) présentait simultanément du trismus et des convulsions cloniques limitées aux extrémités supérieures, et chez celle d'Avrard, tandis que le côté droit était agité de mouvements saccadés, il y avait contracture des membres du côté gauche. Nous demandons la permission de rapporter ici ce dernier fait dans presque tous ses détails. Il en est peu, à notre connaissance, où les péripéties de l'attaque elle-même aient été suivies et décrites avec autant de soin.

Obs. VII. — G.... fille, âgée de 9 ans, est hystérique et sujette depuis un an aux attaques de nerfs.

À la fin d'octobre 1850, elle fait une scarlatine assez bénigne. Huit jours après, elle sort en pleine desquamation. Au bout de deux à trois jours, bouffissure légère, sans autres symptômes. Le 29 novembre, cinquième jour de l'hydropisie, se sentant plus souffrante, elle garde le lit. Dans la journée, restée seule, elle se

(1) Niemeyer parle aussi du caractère *tétanique* des convulsions :
« Cette forme, dit-il, se présente rarement. »

(2) Voy. obs. 9.

lève, entend du bruit, a peur, se recouche vivement et prend aussitôt une attaque convulsive. Une demi-heure après, deuxième attaque dont Avrard est témoin. Les mouvements sont bornés à la moitié droite du corps, tandis qu'il y a un peu de contracture des muscles du côté gauche. Poings fermés, pouces fléchis dans la paume des mains, yeux fixes, insensibles à la lumière et au contact du doigt; pupilles largement dilatées et régulières. Les secousses convulsives, après avoir agité le membre inférieur droit pendant deux minutes, continuent au bras du même côté. Au bout d'une minute elles s'arrêtent au bras, et alors les mouvements de la face, également limités à droite, deviennent plus apparents, le reste du corps demeurant immobile. Au bout de quatre minutes, cessation des convulsions, résolution générale et écoulement par la bouche d'une écume sanguinolente.

Le pouls, après comme avant l'attaque, s'est tenu à 75. L'œdème est limité à la face; respiration haute et lente, la connaissance revient; un peu de céphalalgie avec de la lenteur dans les idées et dans les réponses qui sont justes.

A sept heures du soir, troisième attaque moins forte, une heure après la deuxième. Pouls à 70, faible, dépressible. L'amaurose persiste, ainsi que la dilatation pupillaire. La vue, d'après les renseignement fournis après coup, aurait commencé à baisser six jours avant l'œdème. Urine très-rare, pâle, légèrement acide et inodore.

Le 30 novembre. Depuis la veille au soir, elle a eu trois ou quatre tremblements plus prononcés à droite. Ils reviennent à diverses reprises dans la journée; mais pas de convulsions franches; céphalalgie du sommet (clou hystérique). Amélioration de la vue, albuminurie aux trois quarts; quantité de l'urine 180 gr.; diminution de l'œdème.

Le même soir, mouvements convulsifs passagers de la face, suivis d'un tremblement général de huit à dix minutes. Puis cris et délire pendant deux heures; quatre vomissements dans la nuit. Pas de selles.

Le 1ᵉʳ décembre, un peu de céphalalgie frontale. Il y a de la photophobie, l'œdème diminue, l'urine se coagule en bloc par la chaleur. Quantité : 120 gr. depuis la veille au soir.

Dans la journée, deux vomissements bilieux. Pas de selles. Pouls petit : 80-84. La vue est de nouveau abolie, pupilles très-dilatées, à peine contractiles. Du matin au soir; l'enfant rend 100 gr. d'une urine foncée, colorée le soir par du sang par.

Le 2. Prostration croissante. Vue abolie. Pouls 96, filiforme. Albuminurie stationnaire; urine alcaline, inodore. 150 gr. depuis la veille au soir.

Sept heures du soir. Faciès cadavéreux. Yeux insensibles. A minuit, convulsions violentes. A trois heures du matin, l'agitation cesse. Morte à cinq heures. L'autopsie n'a pu être faite.

Le traitement n'a consisté qu'en une application de sangsues lors des premières convulsions. Depuis, on n'a pu faire prendre à l'enfant que de l'eau froide. Lors de l'application des sangsues, la diffluence du sang avait été notée.

Jusqu'ici, les désordres de la motilité que nous avons étudiés à propos des formes communes de l'encéphalopathie al·buminurique se conformaient jusqu'à un certain point, malgré de nombreuses variétés, au type éclamptique ou épileptique. Ils peuvent dans quelques cas, si nous en jugeons par une observation de Rilliet (1), s'en séparer sous tous les rapports et affecter une certaine ressemblance avec les grandes attaques hystériques. Ce ne sont plus alors, à proprement parler, des convulsions, c'est une ataxie qui peut être formidable. On en jugera par la description succincte de ce fait, que nous croyons unique dans la science.

Obs. VIII. — Une jeune fille de 15 ans, mal réglée, chlorotique, et sujette au pica, est prise subitement un matin de vomissements fréquents qui persistent toute la journée. Intelligence nette, pouls régulier. Persistance des vomissements jusqu'à cinq heures du matin le lendemain. A ce moment, perte subite de connaissance, et en même temps, agitation désordonnée telle qu'il faut plusieurs personnes pour la contenir. « Elle est, dit Rilliet, dans une ataxie inexprimable; elle se roule sur elle-même, puis se dresse par moments sur son séant pour retomber bientôt et se rouler de nouveau. Elle projette ses jambes hors du lit et agite ses bras en sens divers, mais sans roideur, sans contracture du tronc, sans renversement de la tête en arrière. Quand elle se

(1) Mémoire cité, obs. 2.

dresse sur son séant, elle paraît fixer un instant ses regards sur les personnes qui l'entourent, et l'énorme dilatation de ses pupilles immobiles donne à son visage quelque chose d'effrayant. » Aucune distorsion du visage, pas d'écume à la bouche. Il paraît y avoir de l'hyperesthésie de la peau. Tendance au refroidissement. Au bout de dix heures et demie, à cinq heures du soir, elle tombe dans le coma. Immobilité, écume mousseuse aux lèvres; extrémités froides; respiration précipitée. La vessie très-distendue remonte jusqu'à l'ombilic. Pupilles très-dilatées. La mort survient dans cet état à deux heures du matin.

A l'autopsie, léger œdème des extrémités, non remarqué pendant la vie. Cerveau sain, nullement injecté; pas de sérosité dans les ventricules. Même intégrité du cervelet, de la protubérance, du bulbe et de la moelle. Les reins ont conservé leur volume normal, seulement la substance tubuleuse tranche, par sa teinte violette, sur la substance corticale qui paraît anémiée et présente une coloration d'un blanc jaunâtre. Sang très-liquide partout.

L'urine extraite de la vessie contient environ un cinquième d'albumine. Rilliet n'hésite pas à admettre que les accidents observés sont survenus dans le cours d'une néphrite albumineuse aiguë et en ont été la conséquence.

Sans doute, cette conclusion n'est pas à l'abri de toute discussion; mais elle n'en est pas moins très-rationnelle. Chez cette jeune fille qui était chlorotique et sujette au pica, c'est-à-dire qui, sans être franchement hystérique, présentait des signes de cet état qu'on désigne aujourd'hui sous le nom de *nervosisme*, il semble que l'encéphalopathie brightique ait jusqu'à un certain point affecté les allures et revêtu la forme d'une affection à laquelle elle était sinon sujette, du moins prédisposée. Quoi qu'il en soit, le fait s'écarte évidemment de la forme convulsive proprement dite, et pourrait, comme nous l'avons dit, donner lieu à la création d'une forme nouvelle, la forme *ataxique;* mais nous avons cru devoir le citer ici, pour compléter la liste des variétés que présentent dans les attaques les désordres de l'innervation motrice.

C. *Nombre, progression, durée, terminaison des attaques.*
— Rarement l'affection que nous étudions se borne à un
seul paroxysme convulsif : une ou plusieurs crises suivent la
première, à des intervalles plus ou moins rapprochés ; tantôt
il y a, en quelques heures, toute une série d'attaques constituant un véritable état de mal, tantôt au contraire les convulsions sont très-peu nombreuses et assez espacées, souvent
réparties sur plusieurs jours. Ainsi, chez un de nos malades,
il y a eu trois attaques en deux jours, chez un autre onze en
vingt-huit ou trente heures, chez un troisième on en a
compté jusqu'à vingt en deux heures (1).

Lorsque les convulsions se répètent un certain nombre de
fois, elles peuvent ne pas appartenir toutes au même type.
Les formes les plus atténuées peuvent succéder à l'éclampsie
vraie, et *vice versa*. West remarque à ce propos que la première attaque est, en général, moins forte que celles qui lui
succèdent. Le fait est positif dans certains cas, mais la pro-
position contraire nous semble aussi vraie. En effet, qu'on lise
l'observation 15 : chez le garçon qui en fait le sujet, le début
est marqué par une chute soudaine avec perte de connaissance ; puis l'enfant reprend ses sens, mais pendant un quart
d'heure, les membres inférieurs sont animés de mouvements
involontaires ; au bout d'une heure, même phénomène, toujours sans perte de connaissance ; puis, environ trois heures
après, attaque épileptiforme avec perte de connaissance,
écume à la bouche, mouvements de la face et convulsions des
membres inférieurs. Ici la gradation des accidents est incontestable ; mais, chez le malade de l'observation 25, les choses
paraissent s'être passées autrement. Les premières convulsions étaient en effet, d'après les commémoratifs, accompagnées de perte de connaissance, et l'enfant, à son entrée, présentait le collapsus qui suit une grande attaque ; puis, dans

(1) Obs. 24, 25, 21.

les paroxysmes suivants, les mouvements se sont à peu près limités aux membres inférieurs, la perte de connaissance a été nulle ou tout au moins très-passagère. En définitive, et c'est l'impression que nous laisse la lecture de la plupart des faits, il n'y a aucun rapport bien régulier entre l'intensité des attaques et le rang qu'elles occupent dans la série des phénomènes cérébro-spinaux.

La durée des accidents convulsifs est très-variable, aussi variable que leurs formes ; elle peut être de plusieurs heures (1) lorsque s'établit un état de mal composé d'accès subintrants, sans intervalles de repos (obs. 14). En général, quand ils sont isolés, leur durée varie entre deux ou trois minutes et un quart d'heure. Dans deux cas, nous les trouvons se prolongeant pendant une demi-heure. Mais les attaques peuvent s'être aussi composées, chez ces malades, de paroxysmes successifs et ininterrompus. Quant à leur terminaison, tantôt elle n'est marquée par aucun phénomène particulier, tantôt elle est annoncée par quelque symptôme critique, comme une émission d'urine involontaire et abondante (Routh et autres). Chez le garçon de l'observation 25, il s'établissait, à la fin de chaque attaque, une forte transpiration.

En définitive, ce qui distingue surtout les convulsions liées à l'albuminurie, ce n'est pas, comme l'ont dit plusieurs auteurs, leur généralisation ; ce n'est pas, comme l'a écrit Basham, leur caractère presque exclusivement clonique ; ce n'est pas non plus leur apparition soudaine, leur concentricité, leur brièveté (Cahen). Nous avons vu qu'on peut observer chez un même sujet, et successivement, des attaques éclamptiques générales, des mouvements convulsifs partiels et des contractions permanentes. Leur originalité, si l'on peut ainsi

____

(1) Chez un malade de M. Sée, l'attaque dura ainsi quarante-huit heures. Thèse de M. Fournier.

dire, est dans cette variété même, qui les fait souvent ressembler à certaines névroses complexes, à certaines hystéro-épilepsies. On retrouvera d'ailleurs cette diversité dans la plupart des troubles nerveux qui, avec les convulsions, peuvent composer l'encéphalopathie brightique.

D. *Des symptômes cérébraux qu'on observe en dehors des convulsions. Coma.* — Nous avons étudié, à propos des prodromes, ceux de ces phénomènes qui précèdent les attaques. Dans leur expression la plus pure, qui est aussi la plus légère, celles-ci constituent, avec quelques-uns de ces signes précurseurs (céphalalgie, amblyopie, etc.), toute la complication cérébrale. On voit alors le malade, après la période de collapsus qui manque rarement mais peut se montrer très-courte, recouvrer entièrement ses forces avec son intelligence jusqu'à l'attaque suivante. C'est ce que nous avons vu chez le garçon de l'observation 25, au moins pendant son séjour à l'hôpital. Aveugle et souffrant de la tête, il conservait toute sa liberté d'esprit dans l'intervalle des convulsions. Mais quand le collapsus consécutif à l'éclampsie devient persistant, quand les accès étant suffisamment espacés, il se prolonge néanmoins de l'un à l'autre, la complication cérébrale perd son caractère convulsif pur, et revêt cette forme *mixte*, où le type comateux dispute quelquefois la prédominance au type éclamptique ou épileptiforme. C'est, du reste, et de beaucoup, la forme la plus commune de l'encéphalopathie albuminurique, et sur nos 12 faits elle s'est montrée 9 fois. Ce coma intermédiaire consiste, à son plus haut degré, dans une prostration profonde avec ou sans stertor, avec ou sans ralentissement notable de la respiration et du pouls. Les membres sont dans la résolution la plus complète, l'intelligence absolument abolie, la face souvent pâle et froide. Cet état peut persister jusqu'à l'explosion d'une nouvelle attaque

convulsive, ou bien il peut s'aggraver encore, le pouls devenir misérable, la respiration s'embarrasser et la mort terminer la scène. Mais les choses ne se passent pas souvent ainsi. En
général, au bout d'un certain temps, alors que le malade paraît encore complétement étranger à tout ce qui l'entoure,
une secousse brusque, l'appel d'une voix connue lui fait ouvrir les yeux et le réveille à moitié ; il regarde autour de lui,
remue les lèvres comme pour parler, puis retombe dans sa
torpeur. Quelquefois, mieux réveillé, il semble comprendre
ce qu'on lui dit ; il cherche à répondre, mais il ne peut parler, et cette impossibilité d'articuler les sons peut persister
plusieurs heures après que la connaissance est revenue
(obs. 22 et 23 ; — 2ᵉ obs. de Piberet). Enfin, dans des cas
plus légers encore, il ne reste qu'une somnolence, parfois
opiniâtre, mais très-peu profonde, ou de l'immobilité, une
expression d'étonnement, de tristesse, etc. On peut voir ces
divers degrés d'affaissement intellectuel et physique se succéder chez le même malade, et cette atténuation graduelle
est même un des caractères les plus remarquables du coma
consécutif aux attaques éclamptiques. Mais d'autres fois c'est
d'emblée ou très-promptement après l'attaque convulsive
qu'on observe cet état moyen, qui n'est ni la perte de connaissance, puisque l'intelligence engourdie répond encore
aux excitations, ni la simple somnolence, puisque le malade
réveillé ne peut rassembler ses idées ou ne parvient pas à les
exprimer. Tel est le coma incomplet de l'encéphalopathie albuminurique. Golding Bird, Wilks, M. Lasègue, Basham (1)
ont insisté sur son importance, et Wilks en particulier l'a
heureusement défini en le comparant à la stupeur à demi-

(1) Basham, *loc. cit.*, donne comme un des caractères *essentiels* de
l'empoisonnement urémique la faculté qu'ont les malades atteints de
coma de se réveiller.

consciente de l'ivresse ou de la commotion cérébrale (1).

Céphalalgie. Troubles de la vue, de l'ouïe. — En tête des autres phénomènes nerveux qui accompagnent l'éclampsie, il faut placer la céphalalgie et les troubles de la vue. Il n'est pas rare de voir ces deux symptômes, après avoir précédé les convulsions, persister jusqu'après leur cessation complète et se montrer ainsi tout à la fois comme les premières et les dernières manifestations de l'encéphalopathie convulsive. La céphalalgie est le plus ordinairement frontale, parfois sus ou intra-orbitaire (Rilliet), quelquefois occipitale (Golis, Piberet), ou limitée au sommet de la tête (Avrard). Elle peut être assez intense pour arracher des cris au malade ; elle est très-variable comme sensations : ce sont des élancements, des tiraillements, des chocs successifs, de la pesanteur, etc. Mais sa continuité, sa ténacité, voilà son caractère le plus constant. Nous la notons six fois sur douze, et une fois seulement elle n'a existé que comme prodrome ; cinq fois elle a été persistante et quatre fois elle a survécu aux attaques. Quoique nous ne trouvions la céphalalgie mentionnée que dans la moitié des cas, nous croyons qu'elle manque rarement dans l'éclampsie : seulement, chez les jeunes enfants, elle passe aisément inaperçue.

Les *troubles de la vue* sont fréquents aussi. Ils varient depuis une amblyopie légère jusqu'à l'amaurose complète. La vue, ainsi que l'a noté Rilliet, peut être abolie brusquement, ou bien elle l'est d'une façon graduelle, mais en général assez vite. Elle revient parfois très-rapidement aussi. En général, d'après nos observations, l'amaurose surviendrait en même

(1) Dans nos observations, il y a eu 5 fois coma complet à la suite des attaques, 4 fois simple somnolence ou demi-coma, 2 fois il n'y a eu qu'un collapsus passager ; 1 fois enfin l'état consécutif n'a pas été noté.

temps que la première attaque. Mais il peut y avoir eu antérieurement, dans certains cas du moins, une amblyopie pro-
dromique méconnue. Quoi qu'il en soit, cette cécité peut, avons-
nous dit, marquer le début et le terme de l'encéphalopathie
brightique. Le caractère le plus intéressant de ce phénomène
est tout à fait négatif : c'est l'absence constante de toute lésion apparente du fond de l'œil. M. Charcot (1) en particulier
a insisté sur ce fait, que les recherches ophthalmoscopiques
et anatomo-pathologiques de Wagner avaient déjà mis en
lumière, et il a montré très-nettement comment ces troubles
de la vue, qu'il appelle *urémiques*, se distinguent par leur
soudaineté, leur intensité, leur caractère transitoire des
amauroses généralement incomplètes, lentes à s'établir et
progressives, qu'on observe surtout dans le mal de Bright
chronique, et qui sont liées à des exsudats, à des hémorrhagies,
à des dégénérescences graisseuses et scléreuses de la rétine.
Les résultats de l'examen ophthalmoscopique ont été consignés
deux fois dans les faits que nous possédons. Chez un malade,
il n'a donné que des résultats négatifs ; chez l'autre, il y avait
seulement un peu de congestion rétinienne (2). Quant aux
caractères tirés du degré de l'affection oculaire et de sa durée
ils se sont trouvés parfaitement conformes à l'opinion ex-
primée par M. Charcot.

Sur cinq observations, où des troubles de la vue sont notés,
quatre fois la cécité paraît avoir été absolue, et nous serions
disposés, d'après la lecture d'un certain nombre de faits, à la
croire plus commune dans l'éclampsie du mal de Bright que
la simple amblyopie. Seulement il est bon de remarquer que
les troubles légers de la vue existaient peut-être dans un certain nombre de cas où ils n'ont pas été constatés, soit parce que

(1) Charcot Gaz. hebdom., 1858, p. 150.
(2) Obs. 20 et 24.

les enfants ne s'en sont pas rendu compte, soit parce qu'on ne les a pas interrogés à cet égard.

Signalons encore, en fait de troubles fonctionnels de l'œil plus rarement observés, l'*hémiopie* notée dans l'observation 10, la *photophobie* mentionnée dans le même fait, ainsi que dans les observations 4 et 7.

L'*état des pupilles* dans l'intervalle des convulsions est variable. Elles sont souvent dilatées, peut-être plus souvent encore contractées (Wilks, Goodfellow); parfois elles présentent des alternatives plus ou moins rapides de ces deux états contraires (Wood) (1). Tantôt elles sont paresseuses, tantôt elles ont conservé toute leur contractilité ; d'autres fois enfin elles sont l'une et l'autre parfaitement naturelles. Nous ne pensons pas avec Goodfellow que la contraction pupillaire se voie presque toujours dans le cours des accidents cérébraux à forme convulsive, tandis que la dilatation s'observerait surtout dans le coma du mal de Bright chronique. Cet auteur conclut de là que la pathogénie n'est pas la même pour les deux formes d'encéphalopathie, et que dans la première il y a plutôt excitation directe, dans la seconde compression des éléments nerveux. Mais rien ne nous paraît justifier l'assertion sur laquelle repose cette vue théorique, et l'analyse des faits nous a plutôt laissé une impression contraire (2). La contraction ou la dilatation pupillaire, mais surtout la dilatation, peut présenter une persistance remarquable. Dans l'observation 3 de Rilliet, la mydriase s'est prolongée huit jours après la cessation des convulsions, et cela d'un seul côté. La pupille gauche resta dilatée, la droite étant redevenue normale. D'autres fois, ce symptôme est passager. Quel que

(1) Wood, Edimb. Med. and surg. journal, 1837.

(2) Dans les nôtres, nous trouvons la contraction pupillaire notée 3 fois; la dilatation, 2 fois; l'alternative des deux états, 1 fois; l'état normal, 3 fois.

soit l'état des pupilles, la *fixité du regard* est notée dans un grand nombre de cas.

Dans le fait de Routh, il est question d'une surdité passagère du côté gauche. Gœlis a observé la surexcitation de l'ouïe en même temps que de la vue. A part ces deux mentions, nous ne trouvons les *troubles de l'ouïe*, assez communs dans les accidents cérébraux à marche chronique (Frerichs), dans aucun cas d'éclampsie.

Troubles divers du mouvement, de la sensibilité générale. — En dehors des attaques convulsives, on peut observer quelques troubles de la motilité ; des tremblements généraux ou bornés à un côté du corps (Avrard), de légères secousses d'un membre, des mouvements oscillatoires des globes oculaires (obs. 25). Nous avons déjà parlé des contractions partielles, persistantes, qui accompagnent les convulsions. Il n'est pas très-rare d'observer chez les jeunes malades, à la suite de l'attaque, un *strabisme* convergent plus ou moins tenace 3 fois sur 12).

Mais le signe le plus important dans cet ordre de faits est un signe négatif : *l'absence de paralysie.*

Tous les auteurs y ont trop insisté pour que nous ayons à nous y arrêter longtemps. A part l'observation douteuse de Blackall (1) où il est question d'un malade qui était paralysé d'une moitié du corps, tandis que l'autre moitié était convulsée, nous n'avons pas rencontré un seul exemple de paralysie localisée dans l'encéphalopathie brightique. Nous ne parlons pas, bien entendu, de la résolution générale qui accompagne le coma et qui n'est point à proprement parler une paralysie.

(1) Observations on the Nature and cure of dropsies Londres, 1813 (Blackall).

Enfin un fait signalé par Braun [1] et par M. Jaccoud, et que nous n'avons pas eu l'occasion de vérifier, c'est que les *mouvements réflexes* sont constamment et absolument suspendus dans le coma consécutif aux convulsions, ce qui n'est pas toujours le cas dans l'épilepsie.

La *sensibilité générale* peut, ainsi que l'a montré Bright, persister dans le cours des accidents. Chez deux de nos malades, elle était intacte pendant le coma (obs. 15, 22). Mais il n'en est pas toujours ainsi. Chez le garçon observé par M. Piberet, l'anesthésie de la peau a été notée dans cet état. Dans l'obs. 25, le même caractère est signalé par le malade lui-même. Celui-ci, conservant sa connaissance au milieu des dernières convulsions, déclarait ne rien sentir tandis qu'on lui pinçait les membres. Par contre, nous ignorons s'il y a quelquefois une véritable hyperesthésie cutanée. Nous ne trouvons ce signe mentionné qu'une fois, c'est chez la malade de Rilliet qui présenta des accidents ataxiques (obs. 8).

Symptômes d'excitation cérébrale, symptômes ataxiques, délire. — Dans le domaine de l'intelligence, outre les phénomènes de dépression qui caractérisent le collapsus secondaire, outre les faits d'abolition ou de conservation du sentiment soit en dehors, soit dans le cours des attaques, faits que nous avons déjà signalés, il peut y avoir, plus rarement il est vrai, des symptômes d'excitation cérébrale très-divers. Chez la plupart, ce sont des manifestations légères et passagères ; ce sont des *soupirs*, des *plaintes* (obs. 22), de l'*insomnie* (obs. 23), des *accès de pleurs* (obs. 24). Ces phénomènes, que nous avons vus dans certains cas précéder les convulsions, peuvent aussi les suivre. Ils ne paraissent quelquefois qu'à la fin des accidents. Chez quelques-uns, la perte de connaissance s'accom-

[1] Braun, Ueber Eclampsie, Klinik der geburtshülfe und gynækologie, 1853.

pagne de ces cris passifs, perçants, continus, qui caractérisent l'hydrencéphalie (obs. 15, 22). Parfois les petits malades sont en même temps en proie à une agitation qui, lorsqu'elle se prolonge, nous paraît être en général d'un fâcheux augure. Ainsi, dans un fait de Hauner (1), ce symptôme survenant immédiatement après une attaque convulsive de courte durée a persisté quatre jours et s'est terminé par la mort. Voici cette observation qui est intéressante à plusieurs égards, et sur laquelle nous aurons l'occasion de revenir.

Obs. IX. — P.... fille âgée de 3 ans et demi, vue pour la 1re fois le 20 juillet 1851, a eu la rougeole trois semaines auparavant. Depuis quelques jours, bouffissure de la face et œdème des extrémités. L'anasarque augmente progressivement jusqu'au 27 et la sécrétion urinaire devient rare. Cependant une légère amélioration s'observe du 27 au 2 août. Ce jour-là, début brusque de l'éclampsie, convulsions cloniques bornées aux extrémités supérieures et trismus. Regard fixe, pupilles dilatées, vue très-diminuée. Inappétence, pouls petit, fréquent, avec intermittence des battements cardiaques. Extrémités froides.

(Sinapismes aux lombes. Applications froides sur la tête, lavement vinaigré).

Les mouvements convulsifs se calment, mais bientôt l'enfant perd connaissance. *Agitation, cris*, respiration embarrassée et vomissements verdâtres.

Le 3 août au matin, elle reprend ses sens, mais pendant quelques instants seulement. Respiration accélérée. Son obscur au niveau du poumon gauche. Pouls à peine sensible. Il y a une *agitation continuelle et considérable*, que de nombreuses prises de morphine ne parviennent point à calmer. A ces symptômes s'est ajoutée une diarrhée abondante avec garde-robes sanglantes. Ils persistent au même degré jusqu'au 6 août à midi. A partir de cette heure jusqu'au lendemain, coma profond, interrompu seulement par de courtes plaintes. La mort survient le 7 août à 4 heures du matin.

(1) Hauner, *loc. cit.*, voir obs. 5.

Autopsie. — Peu de sang dans les vaisseaux du cerveau. Sérosité sous-arachnoïdienne très-augmentée. Hépatisation rouge de la base du poumon gauche, passant au gris supérieurement. Infiltration œdémateuse de la muqueuse bronchique du poumon droit. Cœur ferme, foie congestionné, estomac dilaté, contenant un liquide coloré par la bile. Muqueuse intestinale injectée. Plaques de Peyer et follicules solitaires un peu tuméfiés. Substance corticale des reins décolorée et sèche à la coupe.

Dans le cas de Matthey (1), les phénomènes cérébraux sont peut-être plus accentués encore. Il s'agit d'un garçon de 16 ans qui, dans le cours d'une anasarque scarlatineuse, est brusquement pris de céphalalgie, et trois heures après de convulsions avec perte de la vue. « Le lendemain, dit Matthey, tous les symptômes sont aggravés. Agitation extrême, continue. Cris hydrocéphaliques. Perte de connaissance. Il meurt dans le même état trente-six heures environ après l'invasion des accidents. »

Enfin, à côté de ces exemples où les symptômes d'excitation nerveuse ont quelque chose de passif, où la perte de connaissance est absolue et qui présentent jusqu'à un certain point le caractère ataxique dont l'observation 8 nous a offert le type, un véritable *délire* peut s'observer dans le cours de la complication cérébrale ou en marquer le terme. Nous l'avons noté pour notre part 2 fois sur 12. Ce délire des sujets atteints de maladie de Bright a été signalé par Christison, Gregory, Wilks. MM. Lasègue et Sée, en ont signalé des exemples remarquables, et M. Fournier en a fait une des formes rares de l'urémie. Chez les enfants, associé à la forme convulsive, il peut se présenter dans son cours en même temps que les autres phénomènes intermédiaires aux attaques. En ce cas, il peut précéder ou suivre le coma ou bien

(1) Rilliet, Mém. cit., obs. I.

alterner avec lui. Parfois aussi il paraît à la suite des accidents éclamptiques, lorsque ceux-ci sont entièrement dissipés, et termine à lui seul la série des manifestations cérébrales. Dans le premier cas il est tantôt diurne, tantôt nocturne et assez souvent agité (obs. 7 et 22); rarement de longue durée. Dans le second, il peut persister assez longtemps, avec des allures variables. M. Fournier mentionne dans sa thèse, d'après M. Sée, un cas de manie furieuse consécutive à une éclampsie scarlatineuse et ayant duré trois semaines. C'est là évidemment un fait exceptionnel. Un de nos malades, à la suite d'une attaque convulsive, fut pendant tout un jour d'une gaieté insolite, jointe à une loquacité intarissable (obs. 23). Dans le cas de Richardson (obs. 13), il y avait aussi de la jactitation, mais c'était ce marmottement faible et inconscient que Frerichs a désigné sous le nom de *délire monotone*, et qui ne se montre guère que comme phénomène ultime aux dernières heures d'un état comateux grave, soit primitif, soit consécutif à l'éclampsie.

§ 3. DES AUTRES PHÉNOMÈNES QUI PEUVENT ACCOMPAGNER L'ENCÉPHALOPATHIE ALBUMINURIQUE AIGUE.

A. *Caractères du pouls, de la température, etc.* — Plusieurs des auteurs qui se sont occupés de l'urémie, à commencer par Christison, ont admis qu'elle donnait lieu à de la fièvre. Wilks dit qu'au début des accidents cérébraux le pouls est souvent dur et fréquent, et donne comme un des principaux effets de l'empoisonnement urémique intense, un état fébrile prononcé. Vogel professe la même opinion. Mais, d'un autre côté, un grand nombre d'observateurs ont reconnu avec Addison qu'en général l'apparition des symptômes cérébraux s'accompagne au contraire d'un ralentissement du pouls, quelquefois très-remarquable. Ce fait a été noté surtout dans la forme comateuse du mal de Bright chronique.

Le même phénomène s'observe parfois dans le cours des accidents à forme convulsive. Nous pensons même (et nous avons déjà émis cette opinion à propos des prodromes), qu'il peut les précéder d'assez loin, et jusqu'à un certain point les annoncer.

Trois fois seulement, sur nos douze observations, le pouls a été noté avant le début des convulsions, et sur ces trois malades, un a présenté simplement de l'apyrexie; les deux autres, un ralentissement notable de la circulation. Nous ne nous occuperons que de ces derniers. L'un est l'enfant de l'obs. 14. Il a eu deux crises éclamptiques : la première le 2 mars, la deuxième le 8. La première a été précédée pendant 18 jours, à dater du 12 février, par des vomissements presque quotidiens et par de la somnolence. En même temps le pouls restait presque toujours inférieur à la moyenne ordinaire chez un enfant de 7 ans. Du 13 au 21 février, il descendait de 90 à 64 pulsations, puis il s'est élevé la veille de l'attaque, mais sans dépasser 90. Le lendemain, 3 mai, il atteignait son maximum, 112. Puis après deux jours d'apyrexie, il est retombé brusquement le 6 de 100 à 52. Enfin le 8, matin du jour où les convulsions reparurent et veille de la mort, il se tenait à 52. Remarquons que d'un paroxysme convulsif à l'autre, la somnolence a été croissant.

Chez le deuxième malade, celui de l'obs. 15, que nous devons comme la précédente à M. Bergeron, il y a eu du 1er novembre, jour du début de la desquamation scarlatineuse, au 28, jour de la première attaque d'éclampsie, une série de sept accès fébriles bien caractérisés, non régulièrement intermittents. Ils ont cessé dix jours avant les convulsions. Mais dès les premiers jours de la desquamation et du début de l'œdème, le pouls a été se ralentissant graduellement dans l'intervalle des accès. Du 2 novembre au 19, il s'est abaissé avec quelques oscillations, de 96 à 52 pulsations ; et du 19 au 23, il s'est maintenu entre 52 et 60. Malheureusement, il n'a pas été noté les quatre derniers jours avant le début de l'éclampsie. Outre ce ralentissement du pouls et un ou deux phénomènes très-passagers (céphalalgie, délire nocturne, somnolence), notés environ du quinzième au dixième jour avant le début, le seul symptôme qui pût faire pressentir l'approche de cette complication était l'épistaxis qui s'est répétée, ainsi que nous le verrons plus loin, avec une opiniâtreté singulière.

Ce signe a donc joué ici le rôle de ces prodromes à longue échéance, sur lesquels nous avons déjà insisté. En l'absence de phénomènes prémonitoires plus apparents, on comprend qu'il puisse avoir une valeur réelle dans des cas semblables à celui-là.

Dans le cours de l'encéphalopathie brightique, l'état du pouls est très-variable. Généralement précipité et petit pendant les convulsions, assez souvent normal, quelquefois ralenti dans leur intervalle, nous l'avons trouvé, dans la majorité des cas, accéléré à la suite de l'attaque, et c'est là un fait qui n'a pas besoin d'explication. Le pouls peut être aussi faible, petit, irrégulier. Nous avons noté ce dernier caractère dans trois cas. Généralement il est associé avec le ralentissement comme dans le deuxième stade de la méningite tuberculeuse.

La *température* apparente de la peau est ordinairement normale. Néanmoins, elle a paru dans quelques cas s'élever à la fin de l'attaque. Quelquefois, dans les cas de coma profond, avec apparences asphyxiques, les extrémités se refroidissent. Le ralentissement de la circulation est alors manifeste : la peau est sèche, la face *pâle* ou *violacée*, les lèvres cyanosées. Ces caractères extérieurs ne sont pas très-rares dans le collapsus consécutif aux attaques ; mais on peut en observer de tout opposés. La face peut être colorée, vultueuse : chez une de nos malades elle présentait des alternatives de rougeur et de pâleur, comme dans la méningite. La peau est parfois chaude et moite (1).

Pour ce qui est de la température réelle et des variations qu'elle peut présenter soit dans la période prodomique, soit dans la période d'état, nous nous trouvons, faute de faits, dans l'ignorance la plus complète à cet égard. Cependant, notre excellent collègue et ami M. Bouchard, qui a eu l'occasion de faire quelques recherches sur ce sujet, pense que la température ne s'élève pas en général au-dessus de la moyenne dans les convulsions brightiques des enfants (communication orale).

B. *Caractères de la respiration. Dyspnée. Complications thoraciques. Expiration ammoniacale.* — La *respiration* offre à peu près les mêmes variations que le pouls. Plus ou moins suspendue au début de l'éclampsie, plus ou moins laborieuse dans son cours, c'est dans la période comateuse que ses caractères ont le plus d'intérêt. Elle peut être accélérée et même dyspnéique, surtout quand une complication thoracique s'ajoute, ainsi que nous le verrons bientôt, à la complication cérébrale. Mais plus souvent elle est calme ou ralentie (Obs. 16, 20, 22), ou irrégulière (obs. 16) ; tantôt profonde et suspirieuse, tantôt stertoreuse. Nous ne trouvons pas noté dans nos observations le sifflement laryngo-trachéal qu'Addison a décrit le premier, que Wilks a attribué à une paralysie momentanée du larynx, et dont ces deux auteurs ont voulu faire un symptôme spécial de l'intoxication urémique. La valeur pathognomonique de ce signe paraît aujourd'hui assez amoindrie.

(1) D'après Richardson, la sécheresse de la peau s'accompagnerait d'une teinte particulière, bronzée ou cuivrée. Nous n'avons rien observé de pareil dans les formes convulsives.

On a reconnu, d'une part, qu'il fait souvent défaut, et, d'autre part, que le stertor, malgré l'opinion contraire d'Addisson, peut s'observer dans l'encéphalopathie du mal de Bright. Au reste, c'est surtout dans le coma de la forme chronique ou dans la forme comateuse apoplectique, que ces phénomènes ont été observés, ainsi que le ralentissement extrême de la respiration.

Quant à la *dyspnée* nerveuse dite *urémique*, cet accident spécial sur lequel Christensen, Heaton (1), S. Wilks, ont appelé l'attention, que M. Pihan-Dufeillay (2) a observé chez un enfant, et dont M. Hérard publiait l'année dernière, dans l'*Union médicale*, un nouvel et remarquable exemple, nous ne connaissons pas un seul fait authentique où il se soit montré associé à l'encéphalopathie convulsive. Très-fréquemment la dyspnée a été notée, mais presque constamment, sinon toujours, l'auscultation et la percussion en ont révélé tôt ou tard l'origine, soit dans une bronchite suraiguë, soit dans un double épanchement pleural, ou même dans une hydro-péricarde. 6 fois sur 12, nous avons noté la coïncidence de ces diverses lésions avec l'éclampsie, et nous l'avons remarquée dans un grand nombre de faits appartenant à divers auteurs. Cela n'a d'ailleurs rien d'étonnant dans une affection où les complications du côté des organes respiratoires sont aussi fréquentes. Mais, dans trois cas en particulier, l'affection pulmonaire et l'affection cérébrale ont paru presque simultanément. Ainsi, chez le malade de l'observation 14, il y avait, avant l'apparition des accidents cérébraux aigus, des symptômes de bronchite (ronflements, râles muqueux). Le jour même des accidents, les râles deviennent sous-crépitants, le

(1) Heaton. London Med. Gazette. 1844.
(2) Thèse citée.

surlendemain, les signes d'œdème pulmonaire se confirment (1).

De même, dans l'observation 23, un épanchement pleural
double, modéré, précède de cinq jours l'éclampsie, et la
veille il s'y joint des symptômes très-nets d'œdème pulmonaire (râles fins aux deux bases). A la suite des accidents cérébraux, ces signes ont promptement disparu.

Mais le fait que nous avons recueilli chez M. Triboulet
obs. 19), est à cet égard de beaucoup le plus remarquable.
La malade qui en fait le sujet présentait, le matin de son entrée et de l'attaque, les signes d'un œdème pulmonaire modéré (obscurité du son et un peu de crépitation aux bases. Peu
ou pas d'oppression). Dans l'après-midi, subitement, elle perd
connaissance, puis surviennent quelques secousses épileptiformes suivies d'un collapsus complet, mais très-court. En
même temps la respiration s'embarrasse, et quand la malade
revient à elle, la dyspnée est si intense, que nous nous trouvons au bout de peu d'instants en présence d'une asphyxie avan-
cée. Sauf des râles trachéaux, semblables à ceux de l'agonie, le
stéthoscope ne donne sur l'état des poumons que des renseignements négatifs. Au bout d'une demi-heure, la dyspnée diminue un peu; nouvelle attaque, nouvelle suffocation. Rien à
l'auscultation. Nous croyons à une véritable dyspnée nerveuse.
Ces symptômes formidables se calment peu à peu; trois heures
après la respiration est moins brève, et alors nous constatons
l'existence d'un double œdème pulmonaire généralisé, avec

(1) Il est vrai qu'à l'autopsie il y avait épanchement pleural double
et seulement un état comme anémique des deux poumons; mais, d'a-
près les signes observés, il nous paraît difficile d'admettre qu'il n'y
ait pas eu réellement une poussée œdémateuse du côté de ces organes. D'ailleurs, quand il y aurait eu seulement de l'hydrothorax,
il n'en resterait pas moins que la complication thoracique a accompagné la complication cérébrale.

râles très-fins et très-nombreux dans toute la hauteur et des deux côtés.

Dans ces faits, dans le dernier surtout, il y a quelque chose de plus qu'une simple coïncidence, cela nous paraît incontestable (1). Maintenant, de ces deux ordres de phénomènes presque simultanés, lequel est la cause, lequel est l'effet? La manifestation thoracique peut-elle avoir agi comme ces causes immédiates que nous énumérions au chapitre de l'étiologie, et qui décident en quelque sorte l'éclampsie à éclater? Ou bien l'œdème pulmonaire et l'affection convulsive ne seraient-ils que deux effets d'une même cause? Y aurait-il eu en même temps, par le fait d'une de ces perturbations souvent si soudaines dans les anasarques albuminuriques à poussées aiguës, une double fluxion séreuse interne vers les organes respiratoires et vers l'encéphale? Est-ce enfin à l'altération secondaire du sang qu'il faut rapporter cette double complication? Nous ne voulons pas entreprendre ici une dissertation de pathogénie qui nous entraînerait trop loin; mais nous avouerons que la dernière explication nous séduit plus que toute autre. Une seule circonstance plaiderait en faveur de la première interprétation, c'est l'antériorité de l'affection pulmonaire dans les cas que nous avons cités, et en particulier dans les deux premiers. Mais l'ordre inverse peut s'observer,

(1) Nous trouvons dans nos notes les faits suivants, dont l'analogie avec les nôtres est frappante :

Heaton. — 1° Adulte. Dyspnée sans signes stéthoscopiques, d'abord prise pour de l'asthme; accidents cérébraux, puis retour d'une dyspnée très-intense, suivie de l'apparition de râles crépitants aux deux bases.

2° Obs. V du même auteur. — Adulte. Coïncidence de symptômes comateux avec des symptômes de congestion, puis de phlegmasie pulmonaire. Diminution et disparition simultanée des uns et des autres.

Catchart-Lees. — Adulte. Dyspnée accompagnée de râles généraux survenant en même temps que les convulsions.

Tous ces extraits sont pris, bien entendu, dans des observations de mal de Bright.

et nous verrons aux terminaisons qu'il n'est pas très-rare de voir les accidents convulsifs suivis de près par quelque complication du côté des organes thoraciques.

La plupart des auteurs anglais semblent attribuer à une seule et même cause, à l'altération du sang, ces congestions, ces épanchements, ces phlegmasies diverses qu'on voit précéder, accompagner ou suivre les accidents cérébraux, et ces accidents eux-mêmes. S. Wilks, Goodfellow, West, s'expriment plus ou moins explicitement dans ce sens. Richardson, parlant de ce qu'il appelle les complications de l'urémie, dit ceci : « En général, ces complications consistent en des phénomènes pseudo-inflammatoires accompagnés de douleurs, peut-être de gonflement, certainement d'effusion (1). Ces manifestations peuvent s'observer n'importe où, et comme par accident : dans le péritoine, dans la plèvre, dans le tissu des poumons, dans l'arbre bronchique, dans le tube digestif, dans l'encéphale (2). Elles peuvent être aiguës dans l'urémie aiguë, subaiguës ou lentes dans l'urémie chronique. Elles peuvent être la cause immédiate de la mort. Le jour viendra où toutes les formes de lésions inflammatoires seront classées sous un seul chef, comme dérivant de l'urémie.»

(1) M. Jaccoud, dans ses Leçons cliniques, dit avoir observé dans deux cas la coïncidence de douleurs et même de fluxions articulaires avec les accidents cérébraux de l'urémie. Ne serait-ce pas là une des complications de Richardson?

(2) Dans l'observation 14, citée plus haut, en même temps qu'apparaissaient les symptômes d'une complication pulmonaire, on notait de la fluctuation abdominale, qui manquait peu de jours avant le début des accidents. A l'autopsie, on reconnut l'existence d'un épanchement ascitique et d'un double épanchement pleural.

Le fait de Hauner (obs. 9) nous montre une pneumonie coïncidant avec la complication éclamptique. Rappelons enfin le cas de cet enfant cité à propos des accidents légers non convulsifs (p. 39). Le lendemain du jour où on notait le trouble de la vue et les vomissements, il succombait presque subitement, emporté par un œdème pulmonaire suraigu.

Sans appliquer d'une façon absolue ces idées générales au fait particulier qui nous occupe, nous nous bornerons à dire que les deux manifestations observées simultanément dans l'observation 19, peuvent avoir eu un seul et même point de départ, à savoir l'altération du sang, agissant du moins comme cause prédisposante. Quant à la cause prochaine, immédiate, il nous est permis jusqu'à un certain point de conclure de la lésion pulmonaire connue à la lésion cérébrale inconnue, et de dire qu'il y a eu probablement, dans le cas actuel, congestion séreuse des deux organes en même temps.

On a vu comment dans ce cas le résultat négatif de l'examen stéthoscopique nous a fait croire pendant quelque temps à une dyspnée purement nerveuse. Si l'enfant était morte de suffocation et si l'autopsie n'avait pu être faite, nous serions évidemment resté sous cette impression erronée. Nous insistons à dessein sur ce point particulier de l'observation, pour montrer qu'il ne faut pas admettre facilement cette forme si rare de l'urémie dans les cas analogues, et que l'absence de tout signe physique ne doit pas faire rejeter d'emblée la probabilité d'une lésion et principalement d'une congestion ou d'un œdème pulmonaire suraigu.

Pour en finir avec les symptômes fournis par les voies respiratoires, disons quelques mots de l'expiration ammoniacale, à laquelle Frerichs a attribué une si grande valeur au point de vue de la nature urémique ou plutôt *ammoniémique* des accidents cérébraux dans l'albuminurie. On sait aujourd'hui combien ce phénomène est inconstant et combien sa signification est incertaine. Vérifié quelquefois (Jaksch (1), M. Charcot, M. Jaccoud), il manque souvent (Aran, Béhier), et

(1) Jaksch, Remarques cliniques sur l'urémie (Gaz. hebd., 1860) (Trad).

Schottin (1), Reuling (2), Gallois (3), M. Gubler (4), l'ont vivement attaqué. Dans l'éclampsie albuminurique aiguë, on
l'a moins recherché peut-être que dans les accidents du mal
de Bright chronique et dans l'urémie lente. Chez les enfants
dont nous possédons les observations, cette recherche ne semble avoir donné que des résultats à peu près négatifs. 2 fois
la fétidité de l'haleine a été notée au début des accidents.
Une fois (obs. 18), le bâton trempé dans l'acide chlorhydrique
n'a dégagé aucune fumée blanche au contact de l'haleine.
Nous-mêmes, chez la jeune fille de l'observation 19, nous
n'avons obtenu à diverses reprises aucun changement de
coloration du papier acidifié. Au reste, il est inutile d'insister
davantage sur un signe qui ne prouve rien ni pour ni contre
l'urémie, telle qu'on la comprend aujourd'hui.

C. *Symptômes gastro-intestinaux.* — Nous avons peu de
chose à dire sur les phénomènes gastro-intestinaux qu'on
observe dans le cours de l'encéphalopathie convulsive. Nous
avons vu à propos des conditions étiologiques de cette maladie que l'absence de diarrhée et de vomissements pouvait,
d'après certains auteurs, y prédisposer dans une certaine
mesure les sujets brightiques. Nous avons vu aux prodromes
que le vomissement annonce parfois de très-près l'apparition
des accidents cérébraux ; que, d'autres fois, il les précède au
contraire pendant un temps assez long. Dans ce cas, il s'associe souvent à d'autres phénomènes attribués à l'urémie lente,
comme l'apathie, la somnolence, etc. Notre observation 14 en

(1) Schottin, Mém. sur les caract. de l'urémie (Gaz. hebd., 1853)
(Trad).
(2) Reuling, thèse. Giessen, 1854.
(3) Gallois, thèse de Paris, 1857.
(4) Gübler, Dict. encyclop., vol. II, 2e partie : art. Albuminurie,
1865.

est un exemple. Au point de vue pathogénique, il y a peut-être une très-grande différence entre les vomissements qu'on observe si fréquemment, surtout dans le cours du mal de Bright qui marche vers l'état chronique, et ceux qui accompagnent les convulsions. Les derniers sont très-vraissemblablement nerveux et complétement indépendants de toute lésion de l'estomac ; les premiers reconnaissent sans doute souvent pour causes, soit de véritables altérations inflammatoires ou ulcératives, soit une simple irritation de la muqueuse gastrique par l'élimination et la décomposition des produits excrémentitiels accumulés dans le sang. Frerichs a signalé ces lésions dans le mal de Bright ; mais ce qui doit surtout nous occuper ici, ce sont les vomissements qui accompagnent l'éclampsie. Quant à leur fréquence, nous pouvons dire qu'ils sont loin d'être constants. Nous notons leur absence 5 fois sur 12. Leur apparition est tantôt précédée de nausées, de vomituritions, tantôt soudaine, et cette brusquerie est alors caractéristique. Leur abondance varie. Rien de fixe non plus quant à leur durée. Tantôt ils s'arrêtent dès le début, tantôt ils paraissent après la première attaque ; d'autres fois ils ne se montrent qu'à la fin. Leur persistance avant, pendant ou après les accidents cérébraux, nous paraît être d'un fàcheux augure ; on les voit parfois devenir incoercibles (obs. 24). Leur nature est moins variable. En général, alimentaires ou aqueux au début, ils deviennent ensuite bilieux. Les caractères spéciaux que leur a assignés Frerichs, l'àcreté, l'alcalinité, l'odeur et la réaction ammoniacales, semblent appartenir bien plutôt aux vomissements de l'urémie lente. D'ailleurs, pour les matières vomies comme pour les matières alvines, pour la sueur et pour l'haleine, la valeur de ces signes est contestable.

Ce serait sortir de notre sujet que d'étudier la *diarrhée* du mal de Bright au point de vue de l'urémie, et ce serait nous répéter que de parler ici des inconvénients qui peuvent ré-

sulter de sa suppression au point de vue des accidents cérébraux. D'après nos observations, dans le cours de l'éclampsie,
les selles sont plus souvent suspendues que diarrhéiques. Cependant, dans quelques cas, le dévoiement peut constituer
une véritable complication et précipiter l'issue fatale (Obs. 9).
Mais, en général, c'est à la fin des accidents convulsifs que la
diarrhée s'établit ou reparaît ; elle peut même alors constituer un phénomène critique et marquer le début d'une amélioration générale ; d'autres fois, au contraire, elle devient
persistante et expose le malade à de nouveaux dangers. Dans
l'un et l'autre cas, elle acquiert au point de vue des terminaisons une importance particulière, et nous aurons à y revenir ainsi que sur les modifications subies par les diverses
sécrétions dans le cours ou à la fin de l'encéphalopathie albuminurique (V. *Terminaisons*).

La *soif*, l'état de la *langue*, sont des signes de peu de valeur dans la maladie qui nous occupe. On a dit que l'anorexie était habituelle chez les sujets urémiques ; nos observations nous montrent l'appétit tantôt perdu ou diminué, tantôt
conservé, et cela tout le temps des accidents, une fois même
exagéré à la fin. La langue est généralement décolorée et
blanchâtre, parfois franchement saburrale et sèche. Enfin la
soif est trop fréquente dans l'hydropisie albumineuse pour
ne pas l'être dans ses complications.

D. *Des hémorrhagies.* — Nous avons mentionné au nombre
des prodromes possibles de l'éclampsie albuminurique certaines hémorrhagies, et en particulier les épistaxis. Apo-
plexies cérébrales et méningées (Bright, Traube, etc.), mé-
trorrhagies (Lever, Blot, etc.), épistaxis, hémoptysies, héma-
témèses, selles sanglantes, purpura, hémophilie chez les opé-
rés (Chevers) (1), sans compter l'hématurie, si commune dans

(1) Chevers. Guy's hosp. reports, 1843.

la néphrite albumineuse aiguë : il n'est pas, croyons-nous,
une seule variété d'hémorrhagie dont on ne retrouve des
exemples dans les observations de maladie de Bright publiées
jusqu'à ce jour. Sans doute on leur a assigné des causes très-
multiples, et leur pathogénie a été très-diversement com-
prise ; cependant depuis quelques années, en Angleterre surtout, c'est à l'urémie qu'on a attribué la plupart de ces accidents. Todd (1) a avancé que les épistaxis en particulier se
montraient surtout aux périodes avancées du mal de Bright,
à une époque où le rein ne suffit plus à éliminer les matériaux excrémentitiels. Goodfellow a essayé plus tard d'établir
que le poison urémique, soit par une action directe sur les
petits vaisseaux, soit en frappant d'emblée le système nerveux
et en détruisant son influence sur le système vasculaire, pro-
duisait d'abord la stase sanguine, puis donnait lieu consécu-
tivement aux épanchements séreux et aux hémorrhagies (2).
Puis, à côté de ces interprétations théoriques, sont venus se
placer des faits. Rayer avait depuis longtemps observé l'épistaxis dans les cas de lésions rénales avec accidents cérébraux.
M. Charcot (3) a remarqué que ce symptôme se montrait assez
fréquemment aux prodromes de l'encéphalopathie urémique,
plus rarement dans son cours. En 1864, notre collègue
M. Lévi (4) réunissait un certain nombre de faits relatés par
Heaton, Johnson, Aran, M. Pidoux, Goodfellow, etc., et dont
plusieurs ne sont que la confirmation des idées de M. Charcot ; enfin, l'année suivante, M. Fournier (5) publiait un cas
du même genre.

Sur nos 12 observations d'encéphalopathie convulsive, nous

(1) Todd, Clin. lect. on cert. diseases of the urinary organs (1857).
(2) Goodfellow, *loc. cit.*, p. 55.
(3) Cité par M. Fournier, *loc. cit.*
(4) Lévi, thèse de Paris, 1864.
(5) Fournier, Union médicale, 19 et 21 janvier 1865.

trouvons le symptôme épistaxis noté trois fois. Seulement un de ces cas doit être écarté. Dans l'observation 14, il y a eu rhumatisme articulaire et péricardite au début, et l'hémorrhagie nasale, après s'être produite à la même époque, n'a pas reparu depuis. Restent deux faits. Dans le premier (obs. 19), on signalait aux antécédents de la malade une disposition hémorrhagique. Elle avait, à l'entrée, des taches de purpura aux jambes. Rien au cœur. Le jour de l'entrée, environ deux heures avant l'explosion des accidents convulsifs et dyspnéiques combinés, elle a eu une épistaxis. Depuis, nouvelle épistaxis, sept jours environ après l'attaque, les signes d'œdème pulmonaire persistant. Pas d'autres hémorrhagies depuis cette époque, l'oppression ayant fini par disparaître. Nous insistons à dessein sur cette relation entre les hémorrhagies nasales et la complication thoracique qui a accompagné les accidents cérébraux chez cette malade. M. Lévi, dans sa thèse, a cherché à établir par un certain nombre de faits que les épistaxis se montraient surtout alors que l'encéphalopathie urémique s'accompagnait de dyspnée. Notre observation tendrait à confirmer cette manière de voir.

Le deuxième fait (obs. 15) est remarquable par la persistance des épistaxis coïncidant à deux ou trois reprises avec des accès fébriles dans l'intervalle desquels le pouls se ralentissait graduellement. L'hémorrhagie nasale paraît pour la première fois au déclin de l'éruption scarlatineuse, le 31 octobre ; puis elle se répète le 1er, le 2, le 3 novembre. Le 5, début de l'œdème. Du 12 au 15, quelques symptômes cérébraux (céphalalgie, délire nocturne). Le 15 et le 17, deux nouvelles épistaxis. Enfin le 28, dans la nuit qui précède l'attaque éclamptique, le même phénomène reparaît avec intensité ; il se montre encore à trois reprises à la suite des accidents cérébraux, avant l'entier rétablissement du malade, et, à cette époque, il coïncide encore avec le ralentissement du pouls.

Dans ces deux cas, les épistaxis nous paraissent devoir être considérées comme des hémorrhagies actives survenant par le fait d'un véritable *molimen hemorrhagicum*, dont la cause première est dans l'altération du sang (1). Dans la première observation, en particulier, la coexistence du flux nasal, de la congestion séreuse pulmonaire et d'une poussée hématurique, nous semble avoir eu un caractère congestif qui ne doit pas être négligé dans l'interprétation pathogénique de la complication cérébrale elle-même.

Nous ne trouvons dans les auteurs auxquels nous avons emprunté des observations que peu de cas d'hémorrhagies liées aux accidents éclamptiques chez les enfants. Dans le deuxième fait de Hauner (obs. 9), une diarrhée abondante, avec du sang dans les garde-robes, s'établit à la suite des convulsions. Il y avait à l'autopsie des signes de congestion du gros intestin.

Mais c'est en dehors de la forme convulsive que nous trouvons les plus remarquables exemples de cette complication. Dans les observations d'accidents légers que nous avons mentionnées au commencement de la symptomatologie, il y a un cas de vomissements sanglants coïncidant avec des troubles de la vue; et dans ce fait d'Avrard (obs. 4), où l'amaurose constituait à elle seule presque toute la complication nerveuse, le symptôme dominant consista dans une hémophilie vraiment alarmante, qui se traduisit par des taches de purpura, puis par des ecchymoses disséminées sur tout le corps,

(1) Dans le Dictionnaire encyclopédique, M. Gübler admet le caractère actif, congestif de certaines hémorrhagies liées à l'albuminurie et à ses complications cérébrales. « Elles sont, dit-il, l'indice d'un *molimen* comparable à celui de la période initiale de la fièvre typhoïde. »

par une suffusion sanguine sous la conjonctive oculaire gauche, par des croûtes sanguinolentes formées à l'entrée des fosses nasales et sur les lèvres ; enfin et surtout, par des hématuries et des hémorrhagies intestinales répétées. Tous ces symptômes s'amendèrent tandis que les phénomènes cérébraux disparaissaient. Nous ne connaissons guère dans la science de fait plus complet ni plus probant quant à la question du rapport qui existe parfois entre ces deux épiphénomènes du mal de Bright : l'hémorrhagie et l'encéphalopathie.

En résumé, les flux sanguins ne sont pas très-fréquents dans l'éclampsie albuminurique. Ils s'y montrent dans la période des prodromes plus souvent qu'à toute autre époque. Néanmoins, dans quelques cas, on les voit se répéter avec une certaine opiniâtreté dans son cours et même à sa suite. Comme prodrôme, l'hémorrhagie apparaît quelquefois un certain temps avant le début et s'accompagne alors, en général, de quelque autre symptôme prémonitoire éloigné (somnolence, ralentissement du pouls, etc.). D'autres fois, elle précède immédiatement ou presque immédiatement l'attaque. L'hémorrhagie la plus commune dans ces conditions est l'épistaxis. Les autres hémorrhagies sont loin d'avoir la même valeur. L'hémorrhagie cérébrale, les selles sanglantes, le purpura, la tendance hémophilique, sont plutôt des phénomènes ultimes ; on les rencontre plus souvent à la suite des accidents cérébraux et dans les affections brightiques avancées. Nous n'avons trouvé dans la science qu'un seul fait d'hémorrhagie cérébrale consécutive à l'éclampsie albuminurique chez un adolescent. Nous en parlerons à propos des terminaisons de cette affection.

§ 4. — MARCHE. — DURÉE. — TERMINAISONS.

La *marche* des accidents convulsifs dans l'albuminurie aiguë ressort tout naturellement de la description que nous en avons présentée aux symptômes. On a vu comment, précédés ou non de prodromes, débutant brusquement, ils peuvent se répéter un certain nombre de fois, constituer des attaques bien distinctes et assez espacées, alternant tantôt avec le coma, tantôt avec l'intégrité plus ou moins absolue des fonctions cérébrales, ou bien se suivre de si près qu'ils constituent un véritable état de mal dont les paroxysmes sont à peine distincts ou subintrants. Nous avons vu que, plus rarement, l'encéphalopathie albuminurique ne se compose que d'une seule attaque. Enfin nous avons signalé la persistance de certains symptômes (céphalalgie, amaurose) qui, après avoir marqué le début des accidents, se prolongent souvent au delà de leur terme. La *durée* de l'encéphalopathie convulsive est variable; elle est subordonnée d'abord à la marche des accidents qui, nous l'avons dit, peuvent être très-rapprochés ou assez éloignés. Elle peut l'être aussi à la marche de l'affection brightique elle-même. Nous avons déjà remarqué, et nous le répétons ici, que l'acuité de la complication paraît être jusqu'à un certain point en rapport avec l'acuité de la maladie primitive. Ainsi il est rare, disent MM. Rilliet et Barthez, que dans l'encéphalopathie scarlatineuse la durée de l'état convulsif dépasse vingt-quatre heures, et souvent elle est bien moindre. D'après nos propres observations, elle varie entre vingt-quatre heures et trois jours, et pour M. Sée elle serait généralement de trois jours. Or, dans deux cas d'albuminurie subaiguë, nous la voyons dépasser six jours; mais ce fait n'est pas constant. On ne peut pas dire non plus d'une manière absolue que la durée de l'encéphalopathie soit proportionnée à sa gravité. Un de nos cas mortels (obs. 17) est de quelques heures ; un autre (obs. 14), de six jours et demi. De tous les cas que nous avons trouvés dans la science, celui qui s'est prolongé le plus longtemps appartient à Routh. Il est doublement intéressant à ce titre et en raison de la variété des symptômes qui se sont succédé depuis le début jusqu'à la fin. En voici le résumé :

Obs. X. — Un garçon de 16 ans, atteint d'anasarque scarlatineuse, est pris le 30 avril de convulsions générales accompagnées de rétraction des membres inférieurs. Onze accès le même jour, puis émission d'urine. Somnolence et perte de connaissance le jour et la nuit qui suivent. Les urines sont très-albumineuses.

Les mêmes accidents *se répètent jusqu'au* 17 *mai* et s'accompagnent d'hémiopie externe à gauche et de surdité du même côté.

Du 17 mai au 18 juin, moins de tendance au sommeil, moins d'albuminurie.

Le 19 juin, nouvel accès épileptiforme; céphalalgie à gauche; photophobie. Le 28 juin, nouvelles attaques avec morsure de la langue et distorsion de la face; puis stupeur et insomnie.

Le 15 juillet, la vision est rétablie. L'hydropisie a disparu, la fièvre a cessé; l'urine ne contient plus que des traces d'albumine (1).

Voilà donc un enfant chez qui la première série d'accidents cérébraux a duré dix-sept jours, chez qui l'éclampsie a récidivé deux fois en s'accompagnant de symptômes nerveux très-divers; enfin, qui semble avoir été sous l'influence urémique pendant deux mois et demi. Inutile d'ajouter que c'est là un fait exceptionnel.

Terminaisons. — 1° La mort peut survenir à la suite de

(1) Routh, Cases of albuminury (cité par M. Lasègue, Mém. cité.)

l'encéphalopathie éclamptique, soit par le fait de la maladie elle-même, soit par le fait de ses suites.

Jamais, suivant M. Jaccoud, les convulsions n'entraînent immédiatement la mort. Elles aboutissent au coma, et la terminaison fatale survient dans ce dernier stade. Cette assertion est un peu absolue; il est plus vrai de dire avec M. Pihan-Dufeillay que la mort survient beaucoup plus souvent dans le coma que dans les convulsions. Nous relevons, dans nos observations, cette dernière terminaison 1 fois sur 12.

Dans le premier cas, la mort peut être rapide, mais elle n'est pas soudaine. Le collapsus devient de plus en plus profond, le pouls devient imperceptible, la respiration se ralentit, les extrémités se refroidissent; tantôt l'immobilité est absolue, tantôt quelques mouvements spasmodiques viennent encore, aux derniers instants, agiter les membres. Il n'est pas rare non plus d'observer dans cette période ultime un délire léger, monotone, plaintif (Hauner), une jactitation faible (Richardson).

Quand la mort survient dans le cours des convulsions, elle peut avoir lieu, suivant Goodfellow, par asphyxie ou par hémorrhagie cérébrale, les convulsions devenant de plus en plus intenses. Chez le garçon de l'observation 17, le premier mode de terminaison a été noté. Quand au second, c'est une complication des plus rares chez les enfants. Nous ne l'avons rencontrée qu'une fois, et cela chez un adolescent, dans un fait de M. Tardieu. Encore l'hémorrhagie, très-probablement consécutive aux convulsions, n'a-t-elle pas entraîné la mort dans cette circonstance. Néanmoins cette observation, intéressante à plus d'un titre, se place naturel-lement ici

Obs. XI (1). — Un jeune homme de 18 ans est atteint d'ana

(1) Tardieu, Bullet. de la Soc. anatomique, 1841.

sarque scarlatineuse. Pas d'albuminurie au début. Au bout de cinq semaines, reprise de l'œdème, cette fois avec albuminurie. Peu après, attaque épileptiforme suivie de coma pendant deux jours, puis amélioration assez rapide. Au bout d'un mois, attaque semblable et mort en quelques heures. L'urine n'était plus albumineuse depuis deux jours.

Autopsie. Vers l'extrémité postérieure de l'hémisphère gauche, foyer apoplectique présentant les dimensions d'un œuf de pigeon, plein de caillots sanguins formant une bouillie liquide, et pouvant remonter environ à un mois, c'est-à-dire à l'époque des premiers accidents cérébraux. Tissu cellulaire sous-arachnoïdien infiltré de sérosité; poumons œdémateux. Cœur sain. Les reins offrent les lésions de la maladie de Bright à sa 2e période.

La mort peut, avons-nous dit, survenir également par le fait des suites de l'encéphalopathie convulsive. Il serait plus exact de dire par le fait de quelque complication nouvelle, dépendant très-probablement de la même cause, ou par la persistance de certains symptômes qui se sont déjà montrés dans son cours. Ainsi, dans l'observation 21, le malade, après avoir guéri de l'affection cérébrale aiguë, est emporté au bout d'un certain temps par tout le cortége des phénomènes attribués à l'urémie lente : somnolence, dévoiement et vomissements persistants, etc. Dans quelques cas, l'un ou l'autre de ces deux derniers symptômes se montre isolé. Une diarrhée continuelle, cholériforme ou dysentérique, ou bien des vomissements incoercibles tuent le malade par épuisement. M. Wieger (1) a cité des faits semblables chez les adultes. Ils sont du reste rares chez les enfants, rares surtout dans l'albuminurie aiguë.

Un autre ordre de complication est signalé par West : « Il ne faut pas oublier, dit cet éminent observateur en parlant

(1) Wieger, Rech. crit. sur l'éclampsie urémique (obs. de Pfeufer et de Schutzemberger).

1868. — Monod. 6

de la terminaison ordinairement favorable des accidents cérébraux, que le même état du sang qui prédispose aux convulsions est une cause très-active d'inflammation des séreuses, et que le malade peut n'avoir échappé à un danger que pour tomber dans un autre. » Comme Richardson, on voit que West fait remonter à une seule et même origine les accidents cérébraux et les complications inflammatoires ou congestives qu'on observe parfois dans leur cours ou à leur suite. Quant au fait même de ces phlegmasies consécutives, nous le croyons vrai, et nous en avons trouvé d'assez nombreux exemples. En voici quelques-uns :

Baudelocque (1) rapporte l'observation d'un garçon de 7 ans atteint d'anasarque huit ou dix jours après la disparition d'une éruption scarlatineuse, et plus tard de convulsions épileptiformes très-passagères. Trois jours après, apparition d'une pleurésie suraiguë du côté gauche, qui emporte le malade au bout de deux semaines environ.

Graves (2) cite dans ses cliniques un cas d'éclampsie survenue dans le cours d'une hydropisie albuminurique chez un adolescent de 17 ans. Au bout de deux jours les convulsions cessent, mais la fièvre persiste, et bientôt il meurt asphyxié par un double épanchement pleural.

Hillier (3) a vu une petite fille de 9 ans prise de convulsions treize jours après la terminaison d'une scarlatine. Elles furent violentes et se prolongèrent pendant plusieurs heures avec des intermissions. Bientôt après leur cessation se montrèrent les signes d'une pleuro-pneumonie qui entraîna la mort en neuf jours. Il y avait de l'albumine dans l'urine.

2° Telles sont les principales causes de mort par le fait et

(1) Baudelocque et Constant, Gaz. médic. de Paris, 1834, p. 105.
(2) Graves, Clinique médicale, trad. Jaccoud. Paris, 1863, t. II, p. 418 et suiv.
(3) Hillier. Ueber das Scharlach und seine folgen: Journ. für Kinderkr. Erlangen. 1862, Heft 11 et 12. p. 385.

à la suite des accidents cérébraux. Nous verrons à propos du pronostic que la terminaison favorable est de beaucoup la plus fréquente. Dans ce cas, ainsi que l'ont établi MM. Rilliet et Barthez, « les petits malades recouvrent promptement la plénitude de leurs facultés motrices et sensitives. » Wes insiste également sur le retour complet et rapide des fonctions cérébrales. C'est là un phénomène caractéristique, surtout dans l'encéphalopathie scarlatineuse. Quelquefois cependant la maladie laisse après elle quelques traces : un peu d'hébétude, de langueur, un peu de ralentissement ou d'irrégularité du pouls (obs. 15). Nous avons vu que l'affaiblissement de la vue, la dilatation pupillaire, la céphalalgie qui précèdent si souvent les accidents cérébraux, sont parfois les derniers à s'éteindre; mais il est rare que la disparition de ces symptômes se fasse longtemps attendre.

Souvent l'issue favorable de la maladie est marquée par quelque phénomène critique, tel que le rétablissement de la diarrhée (1), des sueurs, et surtout une diurèse plus ou moins marquée. Plusieurs auteurs ont insisté sur ce dernier fait, et nous en avons trouvé la confirmation dans un assez grand nombre de cas. En même temps qu'elles deviennent plu abondantes, les urines deviennent souvent claires et limpides, de foncées et de chargées qu'elles étaient (obs. 12). Notre observation 25 est un exemple intéressant du retour presque simultané de toutes les sécrétions plus ou moins suspendues avant les attaques.

Un autre phénomène du même ordre, mais qui s'observe plus rarement, c'est le retour de l'*infiltration séreuse* à la suite des accidents cérébraux. Rilliet l'a signalé d'après les

---

(1) Trois fois nous avons noté le rétablissement des selles naturelles et deux fois la diarrhée à la fin ou à la suite des accidents éclamptiques.

observations de Matthey, de Coindet et d'Odier. Nous croyons le fait contraire beaucoup plus fréquent. Du moins, dans nos observations, 5 fois la diminution de l'œdème a été notée après le début de l'encéphalopathie, et 6 fois sa disparition complète a suivi de près la terminaison. Dans 4 cas en effet nous la trouvons signalée soit le lendemain, soit le surlendemain.

Cette diminution ou cette disparition rapide d'un des symptômes les plus importants de l'affection brightique nous amène à envisager la terminaison des accidents nerveux sous un autre point de vue, celui de son influence sur l'issue de la maladie qui leur a donné naissance. Cette influence est-elle réelle ? N'est-ce pas plutôt l'amélioration générale produite par le rétablissement des sécrétions qui hâte l'heureuse issue de la complication cérébrale ? Nous l'ignorons ; mais il semble qu'il y ait là, au moins dans certains cas, une action réciproque résultant d'une sorte de solidarité entre l'affection principale et l'affection secondaire. Toujours est-il que quelquefois, nous pourrions même dire assez souvent, dans les anasarques albuminuriques aiguës, et surtout dans celles qui sont consécutives à la scarlatine, l'éclampsie est le point de départ soit d'une amélioration réelle, soit d'une guérison définitive.

Dans ces cas, nous l'avons vu, l'œdème s'efface, l'urine reprend ses caractères extérieurs normaux ; souvent alors l'albuminurie diminue, et cela parfois dès le début ou dans le cours de l'éclampsie. Mais ce symptôme est généralement le dernier à disparaître.

Dans l'observation suivante, empruntée à Basham (1), on peut se rendre compte de cette succession de phénomènes.

(1) *Loc. cit.*, voir obs. 2.

Obs. XII. — William G..., garçon de 13 ans, entre en traitement le 31 mars 1856. Dix jours auparavant, scarlatine légère. Il a gardé le lit pendant une semaine, puis, en pleine desquamation, il est sorti et s'est exposé au froid. Le lendemain anasarque, urines sanglantes, douleurs de reins.

A l'entrée, anasarque générale. Urines foncées, très-albumineuses. Pouls naturel. Au microscope, beaucoup de globules sanguins, débris et cylindres fibrineux, épithélium libre.

Le lendemain, 1er avril, convulsions épileptiformes. Mouvements cloniques, intermittents, écume à la bouche. Dilatation pupillaire, turgescence de la face. Rotation de la tète sur son axe. Perte de connaissance complète. Après l'éclampsie, sommeil tranquille de quelques heures. Au réveil, aucun souvenir de ce qui s'est passé. La langue n'a pas été mordue.

« L'urine est beaucoup plus abondante, plus claire et *moins albumineuse.* »

Quatre jours après l'admission, trois jours après le début des accidents, *anasarque très-diminuée*. Urine un peu trouble, mais abondante.

Le septième jour, *plus d'œdème*. Urine encore un peu albumineuse avec quelques globules rouges isolés.

A cette époque, retour très-passager de l'hématurie ; les cylindres fibrineux reparaissent ; mais en quatre jours l'urine reprend sa coloration normale et n'est plus que très-légèrement albumineuse.

On verra dans les observations que nous publions à la fin de ce travail, des faits analogues à celui-là. Nous allons en résumer succinctement quelques-uns au seul point de vue du rapport qui existe entre la terminaison de la complication cérébrale et de l'affection brightique.

1o (Obs. 15). — Scarlatine le 26 octobre 1863. Début de l'œdème le 5 novembre. Albuminurie constatée le 21. Éclampsie du 28 au 29 (vingt-troisième jour de l'œdème). OEdème entièrement disparu le lendemain 30. Albuminurie très-diminuée trois jours après (2 décembre) ; disparue neuf jours après (le 8) ; guérison définitive le 14.

2° (Obs. 23). — Scarlatine le 11 décembre 1867. Albuminurie e 31 et bouffissure de la face le 4 janvier. Eclampsie le 14 (quinzième jour de la maladie brightique). Le 16, cessation des accidents cérébraux. Le même jour, diminution de l'œdème. Le lendemain, réduction considérable de l'albuminurie (celle-ci, assez légère avant le début des accidents. a présenté une recrudescence marquée le jour de leur apparition). Guérison à peu près définitive le 26 janvier.

3° (Obs. 25). — Scarlatine un mois, et œdème cinq à six jours avant l'éclampsie. Cessation des convulsions le 8 octobre 1867. Le 9, diminution de l'œdème. Le 11, œdème disparu, albuminurie diminuée, urines claires et abondantes. Le 17, neuf jours après la fin des accidents, à peine quelques traces d'albumine. Guérison définitive le 27.

Il serait fastidieux de multiplier les exemples; mais sur nos 12 observations il y en a 6 qui présentent une marche plus ou moins analogue.

Divers auteurs ont signalé la possibilité du fait que nous venons d'étudier. Nous trouvons dans les leçons de Graves la emarque suivante : après avoir dit que le coma et les convulsions dans l'anasarque ne sont pas toujours aussi funestes qu'on le prétend, « il semblerait même, ajoute l'illustre clinicien, que, si le malade est soumis à un traitement convenable, il a plus de chances qu'avant de guérir de son hydropisie » (1).

Plus tard deux observateurs allemands, Erlenmayer (2) et Finger (3), ont publié chacun un cas semblable à ceux que nous venons d'analyser. et M. Lasègue a mentionné ces faits dans son Mémoire. M. Piberet s'en est également occupé à propos d'une observation recueillie chez un enfant, et dans laquelle l'éclampsie avait été le signal d'une amélioration

(1) Graves, *loc. cit.*, t. II, p. 425.
(2) Erlenmayer. Journal de Prague, 1846.
(3) Finger. Journal de Prague. 1847.

marquée. Enfin M. Fournier a rappelé ces divers exemples de
« *convulsions critiques,* » et a insisté sur l'intérêt qu'ils présentent « malgré leur rareté. » Nous croyons en somme que
ces faits sont beaucoup plus communs qu'on ne l'a pensé jusqu'ici, surtout dans les anasarques albuminuriques rapides
qui répondent à la variété desquamative de la néphrite aiguë. Sur les 6 cas de ce genre que nous avons relevés,
4 étaient consécutifs à la scarlatine.

Enfin nous ferons observer que les accidents cérébraux
non convulsifs peuvent, dans la même affection, présenter
un dénouement analogue ; ce qui prouve, soit dit en passant,
que le type clinique de l'encéphalopathie n'est presque rien,
et que le degré de la maladie principale est presque tout au
point de vue du pronostic. En effet, dans l'observation 5, nous
voyons, en même temps que cessent le coma et le délire
et que décroît l'amaurose, les épanchements des plèvres et du
péritoine diminuer, la diurèse s'établir, l'albuminurie disparaître graduellement, si bien que la guérison est assurée au
bout de huit à neuf jours.

Quant à la raison de ce phénomène, elle nous échappe.
Est-ce une coïncidence ? Est-ce, comme nous le disions plus
haut, le rétablissement des sécrétions, soit spontané, soit par
le fait du traitement qui, tout en arrêtant les convulsions,
fait rétrograder l'affection principale ? Est-ce au contraire
que cet effort physiologique qui se traduit par les crises peut
fluxionner à un moment donné le cerveau comme la peau et
les muqueuses, et déterminer ainsi l'explosion des accidents
éclamptiques ? La deuxième explication nous paraît plus
rationnelle, sans nous satisfaire complétement. Mais il est
inutile d'insister davantage sur de pures suppositions. Le
fait reste, il est intéressant par lui-même, et nous espérons
avoir démontré qu'il n'est pas rare.

Ainsi nous avons vu l'encéphalopathie convulsive suivie tantôt d'une aggravation, tantôt d'une amélioration de l'affection qui lui donne naissance : ici d'accidents souvent mortels, là de phénomènes salutaires qui hâtent la guérison. D'autres fois la complication nerveuse n'est suivie d'aucun changement appréciable. La maladie continue son cours et va s'aggravant ou s'améliorant, mais avec lenteur. Souvent alors, jusqu'à son terme, elle se montre complétement exempte de tout symptôme cérébral ; mais quelquefois, au bout d'un temps variable, les accidents convulsifs reparaissent et peuvent alors soit entraîner la mort, soit présenter la même bénignité que la première fois. Ces *récidives* ne sont pas très-communes. Nos observations ne nous en fournissent qu'un exemple (obs. 20). Nous en trouvons un autre dans le cas de M. Tardieu (obs. 11). Chez un malade de Richardson la récidive a été remarquable en ce qu'elle est survenue très-subitement et en apparence au milieu d'une santé parfaite. C'est d'ailleurs à tous égards un fait intéressant, dont l'exposé terminera ce chapitre.

Obs. XIII. — En 1850, un garçon de 7 ans est atteint d'une scarlatine grave. Seize jours après, symptômes d'albuminurie. Hydropisie ; guérison assez rapide.

Le 21 janvier 1851, Richardson est rappelé pour cet enfant. Le 19, il s'est refroidi à l'humidité ; les urines se sont supprimées et les convulsions ont éclaté.

La très-faible quantité d'urine fournie par le malade est albumineuse. Corps froid, pouls fréquent, convulsions générales occupant surtout les muscles du cou, de la face et des extrémités. Pas de connaissance. Pupilles largement dilatées et immobiles : respiration irrégulière et embarrassée. Saignée d'un bras. Le pouls se relève et les convulsions cessent. Il quitte l'enfant calme, ayant sa connaissance.

Le 24 février, *à la suite d'un fort repas, en pleine santé*, à sept heures du soir, *retour de convulsions*. Elles persistent jusqu'à une heure du matin. A partir de ce moment coma profond, avec jactitation brève et faible. Mort le 23 à deux heures.

Autopsie. Légère congestion de la substance cérébrale sans engorgement des sinus. Cœur, poumons sains ; reins pâles et assez volumineux ; mais, chose singulière, aucun caractère microscopique qui rende suffisamment compte de l'urémie (1).

(1) A propos de l'étiologie, nous avons parlé de ce dernier fait et de l'opinion de Richardson à ce sujet.

On attachait, il n'y a pas longtemps, au point de vue pathogénique, une importance très-grande à l'absence ou à la présence de lésions des centres nerveux chez les sujets albuminuriques morts d'accidents cérébraux. Pour les partisans de l'intoxication urémique, leur absence était la règle; pour les partisans de la métastase séreuse, l'œdème cérébral faisait rarement défaut. Aujourd'hui on s'accorde assez généralement à dire que les lésions, du moins celles qui sont appréciables à la vue, peuvent manquer, mais qu'elles sont loin de manquer toujours. Nous verrons d'ailleurs à la fin de ce travail que leur présence n'est pas, pour quelques auteurs, absolument inconciliable avec l'urémie.

Christison, Gregory, Frerichs, Wilks, MM. Piberet, Sée, Aran, Fournier ont insisté sur l'intégrité absolue dans certains cas du cerveau et de ses enveloppes. Mais, en définitive, ces faits sont plutôt l'exception, et Frerichs, dont le témoignage à ce point de vue ne saurait être suspect, n'a constaté l'absence de toute lésion que 8 fois sur 20 autopsies.

Ainsi, dans la majorité des cas, il y aurait des lésions. Les études de Wieger sur l'éclampsie puerpérale conduisent à la même conclusion. Nos recherches chez les enfants la justifient peut-être mieux encore. Réunissant quinze faits recueillis dans la science à deux des nôtres, nous avons pu comparer les résultats de dix-sept autopsies pratiquées chez de jeunes sujets morts d'éclampsie albuminurique. 3 fois seulement nous avons trouvé mentionnée l'intégrité absolue du cerveau et de ses membranes. 14 fois il y avait soit une seule, soit plusieurs des lésions suivantes : sérosité dans les ventricules ou dans les espaces sous-arachnoïdiens, œdème, anémie cérébrale; signes de congestion encéphalique et spinale. Les altérations des centres nerveux sont donc fréquentes; mais

nous convenons volontiers qu'elles sont en général peu prononcées. Nous nous en occuperons ailleurs au point de vue du
sens pathogénique qu'il convient de leur attribuer. Ici nous
nous bornerons à les exposer.

D'abord un signe négatif que nous trouvons à peu près
constamment signalé, c'est la consistance normale de la substance cérébrale. Au reste, les auteurs sont unanimes à reconnaître ce fait.

Il n'est pas souvent question de l'œdème du cerveau dans
les observations que nous avons sous les yeux. Dans un cas
seulement, appartenant à Rayer, l'humidité de la surface de
l'organe est notée; c'est là un signe d'infiltration séreuse.
Mais cette infiltration, si elle n'est pas très-prononcée, est
bien difficile à constater, et les recherches de Natalis Guillot,
de Marcé, sur les qualités hygrométriques de l'encéphale,
donnent lieu de croire que l'œdème n'est pas rare, mais qu'il
échappe aisément à un examen superficiel.

Nous trouvons trois fois signalées la décoloration, l'anémie
cérébrale. Ce caractère est du reste un des plus communs à la
suite des accidents dits urémiques. Frerichs l'a mentionné;
MM. Wieger, G. Sée en ont été frappés dans un assez grand
nombre de cas. Nous le croyons moins fréquent chez les sujets
morts de convulsions que chez ceux qui ont succombé au
coma. Du moins, sur 5 autopsies d'enfants emportés par cette
forme de l'encéphalopathie brightique, nous l'avons relevé
3 fois. Presque toujours l'anémie cérébrale est associée dans
une certaine mesure avec l'hydropisie-sous-arachnoïdienne
et ventriculaire. 2 fois nous la trouvons notée en même temps
que l'hyperémie méningée.

L'infiltration des méninges, les épanchements ventriculaires
et sous-arachnoïdiens se rencontrent, d'après nos recherches,
9 fois sur 16. Mais, dans la plupart des cas, l'hydrocéphalie
est modérée. Une fois seulement il y avait une accumulation

considérable de liquide. Peut-être ce caractère se rencontre-t-il aussi à un plus haut degré dans la forme comateuse que dans la forme convulsive ; cependant c'est à tort, croyons-nous, que Tripe insiste sur sa rareté dans l'éclampsie scarlatineuse. Dans 7 cas, nous trouvons aussi signalée une hyperémie plus ou moins marquée des méninges. 4 fois elle est modérée, 1 fois très-intense ; 2 fois seulement il y a congestion de la substance cérébrale elle-même. Ces caractères congestifs peuvent être évidemment dans un grand nombre de cas des effets secondaires, consécutifs aux convulsions, et ils n'ont qu'une valeur douteuse au point de vue de la pathogénie des accidents cérébraux. La congestion, dit Wieger, s'observe surtout quand les sujets sont morts dans le cours de l'éclampsie. Chez le malade qui fait le sujet de l'observation 17, et qui a succombé au milieu d'une attaque convulsive, il n'y avait d'autre lésion que de l'hyperémie méningée. Les ecchymoses sous-arachnoïdiennes, l'hémorrhagie cérébrale sont encore des effets de l'affection convulsive. Nous avons cité un exemple de cette dernière lésion (obs. 11), et nous avons dit combien elle est rare dans l'enfance.

Suivant Tripe, quand les accidents sont survenus graduellement, on trouverait quelquefois des traces d'inflammation des méninges. Mais, sur 406 autopsies de Frerichs et Rosenstein l'arachnitis ne figure que 9 fois (Jaccoud) ; et nous ne trouvons, dans les observations que nous avons sous les yeux, aucun fait analogue.

Sur nos 17 autopsies, la moelle a été examinée 4 fois. Chez deux sujets, elle était parfaitement saine, ainsi que ses enveloppes. Dans deux autres cas, la sérosité rachidienne était notablement accrue, et dans une des observations de M. Bergeron, cet hydrorachis constituait, avec un certain degré d'injection cérébrale, toute la lésion des centres nerveux. Une fois seulement la congestion de la moelle est mentionnée

C'est dans un cas de Bright où il y avait en même temps anémie cérébrale, hyperémie spinale et accumulation de sérosité dans le canal rachidien et les cavités encéphaliques.

Outre les lésions observées du côté des centres nerveux, on en trouve d'autres, répandues dans divers organes, chez les sujets qui ont succombé aux convulsions. Mais ces lésions dépendent de l'affection principale et de diverses complications qui n'ont avec l'encéphalopathie d'autres rapports que ceux d'une commune origine. Tels sont les épanchements internes pleuraux, péritonéaux, péricardiques, les œdèmes viscéraux et en particulier l'œdème pulmonaire, dont nous avons signalé la fréquence. Telles sont aussi ces congestions diverses (Richardson) et ces phlegmasies séreuses (West) ou parenchymateuses que nous avons vues associées ou consécutives aux convulsions. Telles sont enfin les lésions du tube digestif et surtout de l'intestin que Treitz a rattachées à l'urémie, et qu'on rencontre surtout chez les sujets morts de diarrhées séreuses et dysentériques. Nous avons vu que ce symptôme est rare dans l'encéphalopathie convulsive. Dans les autopsies que nous avons sous les yeux, nous ne trouvons mentionnés que deux fois l'hyperémie et le gonflement de la muqueuse intestinale (obs. 9).

Quant aux lésions rénales, nous en avons parlé à propos des conditions étiologiques de l'affection qui nous occupe, et nous n'y reviendrons pas.

Resterait l'étude d'un point anatomo-pathologique de la plus haute importance : l'état du sang chez les sujets morts d'éclampsie. Mais la science est loin d'être constituée à cet égard, et dans le sujet spécial que nous traitons ici, tout est à faire encore. Lorsque nous étudierons la nature de l'encéphalopathie convulsive albuminurique, nous parlerons des diverses altérations du sang qu'on a considérées, à tort ou à raison, comme caractérisant et comme constituant l'urémie.

DIAGNOSTIC.

Le diagnostic de l'encéphalopathie albuminurique aiguë repose : 1° sur la connaissance des antécédents morbides du sujet ; 2° sur la constatation des symptômes de la maladie principale ; 3° sur les caractères cliniques de la complication cérébro-spinale.

1° Les renseignements anamnestiques sont très-importants à connaître.

Ils peuvent éveiller tout d'abord l'attention sur l'affection brightique actuelle, en en révélant dans le passé du malade, soit la cause directe, telle qu'une scarlatine, un refroidissement subit ; soit les conditions prédisposantes, telles que la scrofule, les maladies cachectiques en général, l'habitation des lieux humides, etc.

Ils peuvent aussi mettre en lumière un symptôme actuellement disparu ou non encore aperçu par le médecin, comme l'œdème ou l'hématurie, ou quelqu'une des conditions étiologiques de la complication cérébrale elle-même, comme la suppression de la miction, ou enfin tel ou tel phénomène prémonitoire plus ou moins éloigné.

2° L'examen des divers symptômes que peut présenter le malade en dehors de l'encéphalopathie elle-même, n'est pas moins important. L'anasarque ou un œdème partiel, l'œdème de la face surtout, si léger qu'il soit, fera immédiatement soupçonner l'existence d'une affection brightique. On examinera alors les urines, et cette étude ne saurait être trop complète. La simple inspection, les réactifs chimiques, le microscope, y révéleront successivement la présence du sang, de l'albumine, des cylindres ou des tubuli qui expriment le degré de la lésion rénale. Le densimètre pourra indiquer dans une urine saine en apparence, un poids spécifique inférieur à la moyenne normale, et une analyse chimique attentive y fera dans ce cas reconnaître une diminution plus ou moins notable dans la proportion des matériaux solides. Ailleurs, un autre caractère fixera l'attention ; ce sera la rareté de l'urine, ce sera même sa suppression absolue. On ne négligera pas enfin de rechercher comment fonctionnent les sécrétions supplémentaires. La véritable nature des accidents cérébraux se trouvera déterminée à peu près sûrement, quand on aura diagnostiqué l'affection brightique qui les a précédés et reconnu dans ses principaux traits les conditions étiologiques qui favorisent leur apparition.

Mais les ressources que nous venons d'énumérer peuvent faire complétement défaut, ou du moins rester complétement inaccessibles à l'observation. D'abord les commémoratifs manquent quelquefois, surtout chez les enfants qui ne peuvent pas toujours les fournir eux-mêmes. Puis il peut arriver qu'aucun signe extérieur ne vienne signaler à l'attention du médecin la possibilité d'une lésion rénale. Dans une de nos observations il n'y avait pas trace d'œdème, et c'est assez souvent le cas : l'albuminurie, nous l'avons vu, n'est pas non plus un caractère constant. Enfin aucun de ceux qui ont fréquenté les services d'enfants n'ignore combien il est parfois difficile de se procurer des urines, même alors que la miction est libre. L'affection convulsive elle-même peut, si elle est grave, ajouter aux obstacles qu'on rencontre dans cette recherche. Par contre, les renseignements les plus complets et les plus exacts, l'évidence la plus absolue quant à l'existence d'une maladie de Bright, peuvent devenir une cause d'erreur et tromper sur la véritable nature de l'éclampsie. Un enfant albuminurique, ou présumé tel, peut être en même temps sujet aux attaques d'épilepsie ; il peut être pris de convulsions accidentelles, sympathiques, absolument étrangères à sa maladie. M. Jaccoud (1) a cité deux faits de ce genre : l'un, observé chez un adulte, lui était personnel ; l'autre lui avait été raconté par M. Desnos. Il s'agissait d'un enfant qui, peu de temps après une scarlatine, fut pris d'accidents éclamptiques. Les commémoratifs devaient faire conclure à une encéphalopathie urémique, et M. Desnos y songea d'abord. Heureusement il n'y avait pas d'œdème et l'urine fut trouvée normale. Cette considération sauva le diagnostic, et M. Desnos provoqua par un purgatif l'expulsion d'une tête de vis métallique, cause des convulsions. Qu'on suppose dans ce cas une anasarque albuminurique scarlatineuse comme il y en a tant, et l'erreur était presque inévitable.

On voit que, dans quelques cas, la connaissance exacte des caractères cliniques de l'encéphalopathie convulsive acquiert, au point de vue du diagnostic, une importance capitale.

3° Nous croyons avoir assez insisté sur la marche, sur les symptômes si nombreux de cette affection, pour qu'il soit inutile d'y revenir ici. Disons seulement qu'on chercherait en vain, parmi tous les phénomènes qui la composent, un seul signe pathognomonique. Ce qui la distingue, nous l'avons dit, ce n'est pas tel ou tel détail en particulier, c'est sa physionomie générale, très-mobile il est vrai, mais où l'on découvre cependant quelques traits plus saillants ou plus fixes que les autres. Tels sont les prodromes, et en particulier la céphalalgie et l'amaurose, avec leur début brusque, leur caractère persistant entre les attaques ; telle est l'absence de paralysie, signe negatif, mais important, parce qu'il est le plus constant de tous ; tel est enfin le coma incomplet qui suit si souvent les crises éclamptiques.

(1) *Loc. cit.*, p. 704.

Quant au caractère clonique des convulsions (Basham), à
la contraction pupillaire (Wilks, Goodfellow), à la respiration
sifflante spéciale (Addison), ce sont là pour nous des signes
tout à fait accessoires ; et, en dehors des deux ou trois points
fondamentaux que nous venons de signaler, ce qui donne
à l'éclampsie albuminurique son véritable cachet, c'est,
croyons-nous, la variété même de ses manifestations. On s'en
convaincra par le nombre des affections avec lesquelles elle
peut être confondue et dont il nous reste à la distinguer.

Diagnostic différentiel. L'épilepsie et l'hystérie, les mé-
ningites, les convulsions primitives et sympathiques, celles
qui sont produites par l'ingestion de certains poisons, telles
sont les principales maladies que nous allons passer en revue.

L'épilepsie est une affection assez commune dans la seconde
enfance. Ses convulsions revêtent un type qui est constamment le même, et avec lequel les convulsions de l'albuminurie peuvent offrir une ressemblance plus ou moins complète.
Mais, même dans les cas ou cette analogie est grande, elles
en diffèrent généralement, d'après M. Jaccoud (1), par l'absence de certains traits importants, tels que « le cri initial (2),
la pâleur du début, la prédominance des spasmes d'un côté du
corps, la pronation forcée du pouce dans la paume de la main. »
De plus l'excitabilité réflexe persisterait souvent dans l'épilepsie, tandis qu'elle serait toujours abolie dans l'encéphalopathie brightique. Nous avons vu, en traitant des symptômes
de cette affection que tous les signes mentionnés plus haut
avaient été notés dans diverses observations, mais qu'il était
fort rare en effet de les trouver réunis. Quand l'analogie est
absolue, on a encore la ressource des renseignements anam-

(1) Ouvr. cit., p. 733.
(2) M. Tarnier a également signalé l'absence du cri initial dans
l'éclampsie des femmes en couches.

1858. — Monod.   7

nestiques, de l'hydropisie, de l'examen des urines. L'albuminurie est un phénomène très-rare et très-passager dans l'épilepsie. Enfin, caractère important, les prodromes manquent
dans cette affection, et nous avons signalé leur fréquence
dans l'éclampsie du mal de Bright.

L'*Hystérie* offre avec cette affection beaucoup moins de
points de contact ; de plus, elle n'est pas commune dans l'enfance. La ressemblance pourrait être plus grande avec l'hys-
téro - épilepsie, qui présente et des attaques convulsives
franches et des troubles très-variés de la sensibilité générale,
des sens spéciaux, de l'intelligence. Mais cette névrose est,
comme l'épilepsie pure, une maladie habituelle, et l'affection
qui nous occupe un accident. Enfin, les paralysies, la sensation de boule, le type irrégulier, désordonné des paroxysmes,
sont autant de signes propres à l'hystérie. Cependant il semble,
lorsque la complication cérébrale de l'albuminurie survient
chez un sujet hystérique, qu'elle puisse jusqu'à un certain
point affecter les allures de la névrose, ou lui emprunter
quelques-uns de ses caractères. Nous avons vu dans la deuxième
observation d'Avrard (obs. 7), la céphalalgie du sommet, le
clou hystérique, noté dans l'intervalle des convulsions. Nous
avons vu dans un fait de Rilliet (obs. 8), l'attaque offrir de la
ressemblance avec les grandes crises d'hystérie. Mais dans ce
cas les prodromes (vomissements, dilatation pupillaire), la
marche, la durée, la gravité des accidents, enfin l'absence de
certains traits caractéristiques, suffisaient pour éclairer le
diagnostic.

D'une part, la *méningite tuberculeuse* peut s'accompagner
de convulsions cloniques ; d'autre part, le coma de cette affection n'est pas sans analogie, au début surtout, avec celui de
l'encéphalopathie mixte. Les malades sont endormis ; on les
réveille plus ou moins facilement, et on reconnaît que l'intelligence est conservée. Nous avons vu d'ailleurs que le ralen-

tissement et l'irrégularité du pouls et de la respiration, les alternatives de rougeur et de pâleur de la face, les cris hydrencéphaliques, les contractures partielles, peuvent s'observer dans la complication brightique ; enfin, la céphalalgie, les vomissements, la constipation, les alternatives de contraction et de dilatation pupillaire, sont des signes à peu près constants dans la première affection comme dans la seconde.

Il en résulte que la ressemblance entre les deux maladies peut être grande. Dans ces formes cérébrales rares où l'éclampsie fait défaut, elle peut être même assez complète pour justifier une méprise passagère. Un cas de Gœlis, cité par MM. Rilliet et Barthez, est vraiment curieux sous ce rapport.

Il s'agit d'un garçon de quatre ans qui est pris d'une anasarque légère avec constipation et dysurie à la suite d'une scarlatine bénigne. Au bout de quelques jours, on observe les phénomènes suivants : étourdissements, assoupissement, sensibilité des yeux, chaleur à la tête, nausées. Puis, vomissements incessants, céphalalgie intense, élancements et tiraillements vers la nuque. Altération profonde des traits, rétraction du ventre, somnolence continue, irrégularité de la respiration, soupirs, ralentissement du pouls, surexcitation de la vue et de l'ouïe.

Gœlis diagnostique une hydrocéphalie. Sous l'influence d'un traitement actif, vésicatoire, sangsues, applications froides sur la tête, les vomissements s'arrêtèrent, le pouls devint plus fréquent, l'œdème disparut et le malade guérit.

Ce cas est exceptionnel, et en général certains caractères de la méningite, comme l'hyperesthésie, la rétraction du ventre, le mâchonnement manquent dans l'encéphalopathie albuminurique. Mais c'est surtout aux prodromes et à la marche de la maladie qu'il faut demander, dans les cas où l'analogie est frappante, les éléments du diagnostic. Les signes prémonitoires de la méningite tuberculeuse remontent généralement à une époque plus éloignée ; tous les symptômes ont plus de fixité, la

marche est régulière, et l'aggravation de l'état général continue. Rien de pareil dans l'encéphalopathie du mal de Bright,
même alors qu'elle est précédée ou s'accompagne des phénomènes attribués à l'urémie lente.

La fièvre, une marche rapide, mais assez régulière, distinguent suffisamment la *méningite franche*. On peut en dire
autant de la *méningite cérébro-spinale* que les formes toniques, tétaniques de l'affection convulsive, peuvent jusqu'à un
certain point simuler (Jaccoud). Il n'y aurait de difficulté
réelle que si cette dernière s'accompagnait de fièvre par le
fait de quelque complication, et si la lésion rénale passait
inaperçue pour une des raisons que nous avons énumérées
plus haut.

Comme l'a très-bien dit M. Jaccoud, l'absence de paralysie dans les accidents cérébraux albuminuriques les distingue
d'emblée de toutes les affections localisées, partielles, de l'encéphale. Nous n'y insisterons pas davantage.

L'éclampsie primitive ou sympathique est fort rare dans la
seconde enfance; l'éclampsie brightique est au contraire peu
commune chez les très-jeunes sujets (Rilliet).

Les prodromes sont rares dans la première affection, et,
quand ils existent, ils diffèrent pour la plupart de ceux qui
annoncent ordinairement la seconde. Ainsi l'irascibilité, la
somnolence, les oscillations de la pupille, la flexion des doigts,
ont été surtout signalés par MM. Rilliet et Barthez.

M. Ozanam (1) a noté l'accélération du pouls avant le début des accidents convulsifs sympathiques; nous avons au
contraire noté son ralentissement à l'approche des convulsions
albuminuriques. Peut-être, suivant M. Bouchard, y aurait-il
une distinction semblable à fonder sur la température compa-

(1) Ozanam, Recherches cliniques sur l'éclampsie des enfants
(Arch. gen. de méd., 1850, 4e série).

rée des deux affections. Tandis qu'elle s'élève pour la première, elle resterait normale ou même baisserait dans la seconde. C'est là un fait intéressant qui mériterait de nouvelles recherches. Pour Cahen, le principal caractère différentiel entre les deux maladies dans la première enfance, c'est l'absence constante de l'albuminurie dans le cas de convulsions sympathiques. Elle peut cependant exister, mais ce n'est jamais, comme dans l'épilepsie, que d'une façon tout à fait passagère (1). Mais l'examen des urines ne saurait être trop complet quand les convulsions surviennent chez des sujets *cachectiques*, et en particulier chez ceux qui présentent de ces diarrhées persistantes, de ces entérites subaiguës ou chronique si communes chez les enfants. En pareil cas l'œdème s'observe très-fréquemment, mais l'albuminurie fait défaut, ou si elle existe, l'examen microscopique montre que c'est en l'absence de toute lésion rénale. Au reste, d'après les faits de ce genre que nous connaissons, les convulsions survenant dans ces conditions ont un caractère de gravité, de continuité, qu'on rencontre tout-à-fait exceptionnellement dans l'éclampsie des affections brightiques. Brusques dans leur début, elles se succèdent presque sans rémission jusqu'à la mort. La perte absolue de connaissance, les contractures, le strabisme persistant, sont presque constants dans ces cas qui peuvent se compliquer aussi de paralysies limitées, d'hémiplégie (1).

(1) Chez un enfant atteint de convulsions vermineuses, nous avons trouvé de l'albuminurie dans les urines pendant deux ou trois jours, alors que la maladie atteignait son maximum d'intensité.

(2) En pareil cas, l'autopsie révèle en général des lésions bien plus prononcées que celles qu'on rencontre habituellement à la suite des convulsions albuminuriques. Ce sont des épanchements séreux considérables, des ramollissements étendus de la substance cérébrale, comme nous l'avons vu nous-même, quelquefois des *hémorrhagies méningées*, ainsi que nous le trouvons dans deux faits de Legendre (Mémoire sur les hémorrhagies méningées).

Les accidents cérébraux qui dominent dans certaines *scarlatines* dites *malignes* ont été assimilés par quelques auteurs, au point de vue de leur nature, à ceux qui se montrent dans le mal de Bright. Frerichs, Wilks, se fondant surtout sur l'existence des lésions rénales signalées dans le cours de la scarlatine par Hamilton (1) et d'autres auteurs, attribuent les uns et les autres à l'urémie. Nous ne prétendons pas discuter cette opinion, qui est loin d'être universsellement admise. La véritable cause de la scarlatine maligne à forme cérébrale réside, pour MM. Rilliet et Barthez, dans une altération particulière du sang jointe à l'extrême impressionnabilité nerveuse des malades. Pour M. Sée, elle est dans un empoisonnement spécial, qui n'est pas l'empoisonnement urémique et qui est bien autrement grave. Au point de vue du diagnostic, c'est en effet cette gravité qui distingue avant tout les convulsions et le coma de la scarlatine maligne des mêmes accidents observés dans l'anasarque scarlatineuse. De plus, la présence de l'œdème, l'époque de l'apparition de l'éclampsie, suffisent dans la grande majorité des cas pour juger la question.

Enfin certains *empoisonnements* peuvent donner lieu à des convulsions. L'*encéphalopathie saturnine* entre autres, qu'on a aussi attribuée à l'urémie, se rapproche à certains égards de l'encéphalopathie brightique : céphalalgie, amaurose, convulsions, coma, voilà autant de caractères communs aux deux affections. Quelquefois dans la première, lorsque la cachexie est prononcée, il y a de l'œdème ou même de l'albuminurie. Tout le diagnostic, dit avec raison M. Fournier, est alors dans les renseignements ou dans les symptômes concomitants qui peuvent révéler l'absorption du plomb, tels que coliques, paralysies spéciales, liseré des gencives, coloration de la

(1) Hamilton, On epidemic scarlatina (Ed. med. and surg. journal, t. XXXIX, p. 145 et 153 (1833).

peau, etc. Ajoutons que, chez les enfants, cette intoxication est rare.

L'empoisonnement par la *belladone* peut provoquer des convulsions et quelquefois de la rétention d'urine (Jaccoud).

On conçoit comment l'erreur peut naître du rapprochement de ces deux symptômes, surtout si le délire spécial, atropique, fait défaut. Même en dehors de cette coïncidence le doute est possible. Richardson raconte à ce propos le fait suivant, qui terminera ce que nous avions à dire relativement au diagnostic.

En 1853, un garçon de 7 ans et une fille de 8 ans sont pris, en même temps, de convulsions en allant se coucher. Insensibilité, spasmes violents, légère teinte cuivrée de la peau, pupilles fixes et dilatées. La fièvre scarlatine régnant dans le voisinage, Richardson hésite au premier abord entre un empoisonnement et un double cas d'urémie. Mais bientôt, voyant qu'un des enfants a des nausées, il favorise des vomissements chez lui d'abord, puis chez le second et provoque promptement l'expulsion de quelques feuilles de belladone. Les deux enfants guérirent.

PRONOSTIC.

L'encéphalopathie convulsive du mal de Bright n'entraîne
pas très-souvent la mort. Si quelques auteurs (Rayer, Trousseau), paraissent avoir été d'un avis contraire, d'autres (Graves,
Addison) avaient dès longtemps constaté le fait. Il est vrai
surtout chez les enfants, et les documents statistiques que
nous trouvons dans la science l'attestent d'une façon con-
cluante. Ils donnent en effet les résultats suivants :

Auteurs	Cas	Décès
MM. Rilliet et Barthez	13	3
West	4	1
Nos observations	12	3

Ce qui donne un total de 7 décès sur 29 cas, soit moins de
1 sur 4.

Rappelons aussi que West, Lewin, placent dans les causes
de la mortalité de l'anasarque scarlatineuse les convulsions
au troisième rang, après l'œdème pulmonaire, les épanchements pleuraux, etc. (1).

Mais si les enfants guérissent plus souvent que les adultes
de l'éclampsie albuminurique, si cette affection paraît infini-
ment moins sérieuse que les formes comateuses, cela tient à
un seul et même fait, au rapport intime et direct qui existe,
au point de vue de la gravité, entre la maladie principale et
la complication (2). Or, l'anasarque albuminurique scarlati-

(1) D'après la statistique de Tripe pour la mortalité de l'anasarque
albuminurique scarlatineuse en général (adultes et enfants), la proportion des décès par convulsions est d'un quart par rapport aux décès dus à d'autres causes (31 sur 128).

(2) Pour M. Jaccoud, la gravité des accidents urémiques est proportionnelle à la gravité de la lésion rénale.

neuse est en général, de toutes les affections brightiques, la plus modérée, et la lésion rénale qui l'accompagne est de toutes les variétés de néphrite la plus passagère. C'est elle qu'on observe le plus souvent chez les enfants, et qui a fourni la plupart des faits qui composent notre statistique ; car on sait que, dans la grande majorité des cas, les accidents nerveux à type convulsif s'observent dans le mal de Bright aigu soit primitif, soit consécutif à la scarlatine. Mais s'ils sont le plus souvent légers dans cette forme, ils peuvent être fort graves, tout aussi bien que les phénomènes comateux, dans les formes chroniques et même subaiguës du mal de Bright. Nos observations nous en fournissent la preuve. En effet, nos cinq éclampsies scarlatineuses y figurent au nombre des guérisons, et sur les 3 cas suivis de mort, 2 sont des exemples de ces albuminuries intermédiaires qui marquent le passage de l'état aigu à l'état chronique. Le troisième, seul franchement aigu, était consécutif à un rhumatisme articulaire compliqué d'endo-péricardite (1). Réciproquement, nous avons vu par quelques exemples que le type comateux guérit très-bien dans l'albuminurie aiguë (obs. 5, obs. de Gœlis), et M. Sée, dans ses leçons cliniques, dit en avoir luimême reconnu plusieurs fois la bénignité.

Il n'est donc pas vrai de dire que telle forme d'encéphalopathie est bénigne, parce qu'elle est convulsive ; maligne, parce qu'elle est comateuse. La nature, le degré de l'affection qui donne lieu aux accidents cérébraux, voilà la véritable base du pronostic. Il en résulte tout naturellement que l'époque de leur apparition dans le cours de l'anasarque albuminurique n'est pas indifférente à ce point de vue. Nous n'a-

(1) En tenant compte du degré de l'affection brightique dans nos observations, nous obtenons le résultat suivant : sur 7 anasarques albuminuriques aiguës, 1 mort ; sur 5 subaiguës ou passant à l'état chronique, 2 morts à la suite de convulsions.

vons pas besoin d'insister sur ce fait dont la plupart de nos observations établissent la réalité.

Mais, à côté de cela, il est certaines particularités cliniques et certains traits généraux dont on peut tirer aussi des conséquences utiles. Ainsi l'absence de prodromes, ou bien ces prodromes rapides qui paraissent subitement et sont suivis de près par les convulsions; l'acuité, et si l'on peut s'exprimer ainsi, la simplicité de l'encéphalopathie dans ses manifestations; les attaques suffisamment espacées, leur petit nombre, leur intensité décroissante, le prompt retour de l'intelligence et l'absence de coma dans leur intervalle, le rétablissement rapide et complet des fonctions cérébrales à leur suite; et, en dehors des symptômes cérébraux, le retour des sécrétions qui étaient suspendues, la diurèse, l'augmentation du poids spécifique de l'urine, l'apparition d'une diarrhée modérée ou des selles naturelles, les transpirations abondantes, voilà tout autant de circonstances favorables, les unes relativement à l'issue de la complication, les autres relativement à l'heureuse terminaison de l'affection brightique elle-même. C'est surtout dans ces cas simples, nous l'avons vu, que les deux maladies guérissent pour ainsi dire ensemble.

Par contre la succession, pendant un temps plus ou moins long avant l'apparition des accidents aigus, des phénomènes variés qui semblent indiquer une viciation du sang lente et progressive; le coma précédant les convulsions (Lasègue), ou s'établissant dans leur intervalle et devenant de plus en plus profond; les attaques augmentant d'intensité et de durée, ou se succédant à des intervalles si rapprochés qu'elles constituent un véritable état de mal; le ralentissement extrême de la respiration, l'irrégularité du pouls, une agitation continuelle avec perte de connaissance, un subdélirium monotone dans le coma; l'incoercibilité des vomissements et de la diarrhée : tous ces symptômes, joints à la persistance des signes qui indiquent l'insuffisance de la sécrétion urinaire et aux caractères microscopiques qui décèlent une aggravation de la lésion rénale (1), rendent chacun séparément le pronostic réservé, et, réunis, expriment un état des plus fàcheux.

(1) V. Basham, obs. 2.

TRAITEMENT.

Donner les moyens de prévenir l'explosion des accidents cérébraux et de les combattre s'ils viennent à éclater, tel est le double objet de la plupart des traitements formulés par les auteurs qui se sont occupés de l'encéphalopathie albuminurique.

1° Le *traitement préventif* consiste naturellement à contrebalancer l'influence des conditions étiologiques qui semblent favoriser l'apparition de ces accidents.

Ainsi, Marshall Hall conseillait de « nettoyer » convenablement le tube digestif à la suite de la scarlatine, afin de prévenir les effets nuisibles du poison spécial à cette affection. Tripe insiste sur la nécessité de rétablir ou d'augmenter la miction : « On peut ainsi, dit-il, enrayer les accidents dès le début.» M. Picard s'adresse surtout à la lésion rénale, cause première, selon lui, de tout le mal, de la maladie brightique d'abord et de l'urémie ensuite. Il veut les révulsifs, les ventouses scarifiées sur la région lombaire, combinés avec les diurétiques à l'intérieur. Trousseau (1), préoccupé de l'idée fausse, selon nous, que les convulsions sont d'autant plus imminentes que l'anasarque est plus considérable, recommande les scarifications sur les extrémités inférieures, les très-larges vésicatoires aux jambes, pour donner issue à la sérosité. Quelle que soit l'opinion de ces divers observateurs sur la nature et sur la pathogénie de l'affection qui nous occupe, on voit que leur thérapeutique préventive répond en somme à une seule et même indication qui est celle-ci : provoquer, activer le plus possible toutes les sécrétions.

2°. A. Il en est de même de cette partie du *traitement cura-*

<hr>

(1) Trousseau, Clinique méd., t. I. p. 40

tif qui s'adresse non pas aux symptômes, mais *aux causes* de l'encéphalopathie. Purgatifs, diurétiques, diaphorétiques, mouchetures, jouent encore ici le principal rôle. Seulement pour les uns la diaphorèse, la diurèse, la diarrhée, établissent une dérivation salutaire, diminuent l'anasarque et par conséquent les chances de la métastase séreuse ou de l'œdème cérébral d'emblée ; pour les autres, ces mêmes effets favorisent l'élimination des matériaux excrémentitiels nuisibles à l'économie.

Quoi qu'il en soit, et à quelque moment qu'on les emploie, les médicaments qui répondent à cette indication des causes sont les mêmes et peuvent être énumérés en même temps.

Ce sont, quant aux *purgatifs*, les plus énergiques : eau-de-vie allemande, aloès, scammonée et jalap associés, tous les drastiques en général, dont les propriétés révulsives ne sont pas moins utiles que les propriétés évacuantes. Goodfellow recommande cependant de préférence l'emploi des purgatifs salins, quand il y a une disposition trop prononcée aux vomissements. Le calomel, dit M. Rilliet, peut être utile dans certains cas comme antiphlogistique et évacuant tout à la fois, et il doit être donné à grande dose. Rappelons ici l'opinion défavorable de Bright, Catchart Lees, Richardson, quant à l'emploi des mercuriaux dans cette affection. Les faits rapportés par ces deux derniers auteurs nous semblent conseiller une certaine réserve dans l'emploi de ces médicaments, sans les contre-indiquer d'une façon absolue.

Les *éméto-cathartiques* peuvent être utiles quand les vomissements font complétement défaut ainsi que les selles. Ils ont en même temps l'avantage de favoriser la transpiration.

Il est inutile d'énumérer ici tous les *diaphorétiques* internes. Extérieurement, tous les moyens d'activer les fonctions de la peau sont recommandables à des degrés divers ; tels sont : les frictions sèches (Jaccoud), aromatiques et vinaigrées

(Cahen, Hauner), les ablutions tièdes ou froides (Richardson), les enveloppements avec de la ouate auxquels M. Barthez recourt assez fréquemment, les bains chauds que Goodfellow préfère aux bains de vapeurs. On sait, et nous nous sommes déjà expliqué là-dessus, que M. Marchal, de Calvi, s'élève fortement contre ces derniers qu'il accuse de déterminer des congestions encéphaliques. Les quelques exemples que nous avons cités à l'appui de cette idée nous autorisent à penser qu'il est prudent de s'en abstenir, sinon dans le traitement de l'anasarque albuminurique, du moins dans celui de ces complications cérébrales, et surtout dans la thérapeutique préventive des convulsions.

Tous les *diurétiques* peuvent être employés. Cependant M. Jaccoud insiste sur l'usage des alcalis, de leurs carbonates et de leurs acétates, qui n'ont pas une action simplement hydragogue, mais qui contribuent réellement à l'élimination des matériaux organiques. Au premier rang il place l'acétate de potasse à haute dose.

La digitale, ou mieux encore la digitaline, conseillée par Rilliet, joint à ses propriétés diurétiques des vertus hyposthénisantes qui la recommandent, suivant lui, dans les cas où l'hydropisie a un caractère subinflammatoire.

Enfin le même observateur insiste beaucoup sur l'utilité des *mouchetures*, quand l'anasarque est considérable. Mais il repousse absolument comme dangereuse la pratique des grandes incisions, imaginée par Lombard, de Liége, et dont le moindre défaut est de déterminer la mortification des tissus.

B. Nous arrivons maintenant à l'étude des moyens thérapeutiques qui sont dirigés directement, soit contre l'ensemble des *symptômes* cérébraux, soit contre l'un ou l'autre de ces symptômes en particulier.

A *l'intérieur*, les *antispasmodiques* ont été conseillés par

Trousseau, qui donnait dans les cas de convulsions le musc associé à la belladone (25-40 centigr. pour 1 centigr. de bellad. chez les enfants de 8 à 10 ans). Hauner a employé le camphre contre le délire dans un cas d'encéphalopathie mixte (ob. 5). Inutile d'épuiser la liste d'une série de médicaments du même ordre dont l'utilité nous paraît contestable dans la grande majorité des cas.

A l'*extérieur*, tous les *révulsifs* ont été mis en usage : sinapismes, ventouses, lavements stimulants, vésicatoires aux cuisses, à la nuque, ou même sur la tête ; ce sont là des moyens communs sur lesquels nous n'avons pas besoin d'insister. Les derniers sont d'ailleurs peu usités aujourd'hui.

Les *topiques sédatifs* sur la tête, et en particulier les applications froides, que nous trouvons employées par plusieurs observateurs (Rayer, Cahen, etc.), ont été tout particulièrement préconisés par Graves (1). Cet auteur cite à ce propos le fait d'un garçon de 9 ans, atteint de convulsions extrêmement violentes dans le cours d'une anasarque scarlatineuse. Cet enfant était pour ainsi dire à l'agonie. Graves se borna au début pour toute médication à lui faire arriver un filet d'eau froide sur la tête. Au bout de quelques instants, dit-il, les yeux avaient pris une expression plus naturelle ; leur fixité convulsive avait disparu. En même temps, le pouls, tout à l'heure très-petit et battant 150 fois à la minute, était devenu plus net et moins fréquent. Au bout d'une demi-heure l'amélioration était tellement sensible que le malade pouvait avaler et parler. D'autres accès furent calmés de la même manière, et l'enfant guérit. Graves attache une grande importance à sa méthode. Pour lui, le jet d'eau continu est le meilleur procédé d'application du froid.

Les *saignées locales ou générales* ont été et sont encore pour

(1) Graves, ouvr. cité, p. 424.

beaucoup de médecins le remède souverain contre les convulsions et le coma. Abercrombie, Hunt, Marshall Hall ont rapporté à ce propos des faits curieux par la quantité énorme de sang qui a été tirée. Marshall Hall en particulier fit pratiquer à un garçon de 14 ans deux saignées successives : l'une 625 gr., l'autre de 218 (1). L'enfant fut promptement soulagé et guérit. Rayer se montre très-favorable aux émissions sanguines. On voit, dit-il, des convulsions graves céder comme par enchantement après une saignée. Rilliet conseille, avec raison, croyons-nous, une certaine modération dans cette pratique. Une ou deux applications de sangsues (2), une ou deux petites saignées sont en général suffisantes.

Parmi les partisans de l'urémie, Goodfellow, Richardson adoptent cette médication. M. Jaccoud ne l'accueille pas sans une certaine réserve. « La saignée, dit-il, diminue la stase encéphalique ; mais dans la forme éclamptique la congestion cérébrale n'est pas constante. L'anatomie pathologique a démontré la possibilité d'un état tout opposé, savoir de l'anémie cérébrale. Le fait seul de l'éclampsie ne suffit donc pas pour justifier la saignée ; il faut encore que l'état de la face et la distension des jugulaires révèlent positivement la stase céphalique » (3).

Nous pensons également qu'il faut ici, comme pour toutes les médications et dans toutes les maladies, se diriger d'après les indications ; mais nous croyons avec M. Barthez, avec M. Bergeron, que, dans la majorité des cas, la saignée est utile chez les enfants albuminuriques atteints de convulsions. De plus, dans les cas graves urgents, elle a cet incon-

(1) Rilliet, Mém. cité, p. 24. Voir obs. VI.

(2) Graves blâme comme nuisible la pratique qui consiste à appliquer les sangsues derrière les oreilles. Il conseille de les placer au cou.

(3) *Loc. cit.*, p. 765.

testable avantage qu'on peut l'appliquer immédiatement, presque sans préparatifs, tandis qu'on n'a pas constamment des médicaments sous la main.

Cet inconvénient existe pour le *chloroforme*, qui tend à remplacer aujourd'hui la saignée dans la thérapeutique de l'éclampsie puerpérale. Néanmoins nous devons reconnaître que le seul cas dans les faits que nous connaissons (1), où les inhalations de chloroforme aient été tentées chez un enfant, paraît assez concluant en leur faveur : on s'en convaincra en lisant l'observation 21. Ce garçon, âgé de 14 ans, atteint d'éclampsie dans le cours d'un mal de Bright primitif, à marche subaiguë, fut traité successivement par ces deux méthodes qu'on oppose aujourd'hui l'une à l'autre. Une application de 4 sangsues, une saignée de 150 gr. ne produisirent aucune amélioration. Enfin, deux heures après la saignée, les convulsions persistant, on administra le chloroforme pendant dix minutes environ, et un état comateux s'ensuivit qui persista vingt-quatre heures sans convulsions nouvelles. Malheureusement, l'enfant ne guérit de la complication encéphalique aiguë que pour succomber quelque temps après à des accidents cholériformes. Assurément ce fait unique ne prouve rien ni contre la saignée ni pour le chloroforme, mais il montre que ce dernier moyen peut dans certains cas être un utile adjuvant du premier, ou le remplacer avec avantage.

Enfin, une pratique qui joint au mérite d'une application très-facile celui d'une parfaite innocuité, c'est la *compression digitale* soit des deux *carotides*, soit, si la convulsion est unilatérale, de l'artère opposée au côté atteint. Préconisé par Trousseau, ce moyen lui a réussi dans un cas d'éclampsie

____

(1) Rilliet mentionne seulement les inhalations d'éther essayées dans un cas, mais sans succès.

brightique, et Rilliet l'a employé avec succès dans deux circonstances analogues. Nous le croyons généralement utile, à part les cas où les signes de congestion encéphalique feraient absolument défaut, et où certains indices, tels qu'une extrême pâleur de la face, feraient soupçonner des convulsions par anémie des centres nerveux.

Lorsque les accidents cérébraux ont disparu et que les enfants ont été soumis pendant un certain temps à une médication énergique et débilitante, un régime réparateur peut devenir nécessaire. Rilliet recommande alors l'alimentation, le lait d'ânesse, les toniques, sans préjudice du traitement ordinaire de l'affection principale, si celle-ci survit à la complication.

En définitive, on ne peut méconnaître l'utilité, la nécessité de ces deux thérapeutiques, dont l'une s'adresse aux causes prédisposantes de l'encéphalopathie et dont l'autre cherche à conjurer le danger immédiat qui résulte de la violence des convulsions ou de la profondeur du coma. Mais la première nous paraît devoir faire en général la base de tout traitement rationnel. La seconde est un auxiliaire, très-précieux sans doute, mais dont les moyens d'action varient beaucoup suivant les cas. Se borner aux application d'eau froide, aux émissions sanguines, à la compression des carotides, quand les convulsions éclatent chez un sujet qui n'urine plus, qui ne va pas à la selle, qui ne transpire plus, équivaudrait presque à abandonner l'issue de la complication dans son ensemble aux seules forces de la nature. Au reste, peu de médecins agiraient ainsi, quelle que fût leur interprétation pathogénique préférée, parce que le fait clinique, la coïncidence entre cet ensemble de symptômes et l'apparition des accidents cérébraux, ne saurait échapper à un esprit observateur. Graves, qui ne pensait guère à l'urémie, ne perdait pas de vue l'indication de favoriser les sécrétions. Mais elle était accessoire pour lui : elle est fondamentale pour nous. Il attribuait à un filet d'eau sur la tête la guérison de son petit malade. Aujourd'hui nous en reporterions peut-être en partie l'honneur sur les évacuants qu'il n'oublia pas, et sur la salivation mercurielle qu'il s'empressa de provoquer.

La deuxième observation d'Avrard nous a paru à cet égard significative. A part une application de sangsues au début des convulsions, aucun traitement ne put être entrepris, malgré les efforts du médecin qui échouèrent constamment devant l'obstination de la malade. Celle-ci ne consentait à prendre que de l'eau froide, un diurétique bien insuffisant. La maladie fut donc, on peut le dire, abandonnée à elle-même. Après avoir débuté dans des conditions plutôt favorables, elle s'aggrava rapidement, en même temps que la sécrétion urinaire devenait de moins en moins active, et se termina par la mort. Nous sommes loin de nier la possibilité des guérisons spontanées dans l'encéphalopathie albuminurique ; nous croyons même qu'en l'absence de tout traitement, beaucoup de cas auraient une heureuse issue ; nous admettons aussi que quelques-uns soient rebelles à tous les moyens thérapeutiques ; mais, dans le fait que nous venons de rappeler, il nous semble qu'une médication éliminatrice énergique pouvait intervenir efficacement (V. obs. 7).

NATURE ET PATHOGÉNIE.

Les opinions très-diverses, très-opposées même, qu'on a émises sur la nature des accidents cérébraux liés à l'albuminurie peuvent, croyons-nous, être classées sous quatre titres différents.

En premier lieu viennent les auteurs qui ont tout rapporté aux lésions et en particulier à l'épanchement encéphalique. Parmi ceux-là, quelques-uns ne vont pas au delà, et ne prennent point en considération les conditions étiologiques prédisposantes, l'état du sang; d'autres attribuent l'hydrencéphalie, l'œdème cérébral, etc., à une altération du sang; mais c'est une dyscrasie consistant dans l'augmentation ou la diminution de l'un ou l'autre de ses éléments normaux. Ce n'est donc pas l'urémie.

Dans une deuxième catégorie se rangent tous ceux qui admettent une intoxication par l'accumulation dans le sang de tel ou tel principe nuisible. Pour eux, pas de lésions, ou des lésions insignifiantes; pas d'autre intermédiaire entre l'affection rénale et la complication nerveuse que le sang, dans lequel tel ou tel principe excrémentitiel s'accumule jusqu'à dose toxique. C'est la doctrine urémique pure.

A la troisième série appartiennent les observateurs qui, ayant reconnu la présence des lésions cérébrales dans certains cas et leur absence dans d'autres, adoptent les deux opinions précédentes, les uns faisant la part plus large à la première, les autres à la seconde.

Enfin nous plaçons dans un quatrième et dernier groupe ceux qui, témoins également de ces deux faits en apparence contradictoires, leur assignent une seule et même origine : l'altération du sang consécutive au trouble de la sécrétion urinaire, et agissant sur les centres nerveux tantôt indirectement, par l'intermédiaire de la lésion, tantôt directement par le fait de l'intoxication.

Revenons sur ces diverses interprétations, qui se divisent elles-mêmes en un grand nombre d'opinions secondaires.

1° Parmi les plus anciennes, nous citerons celle de Graves qui, sans se préoccuper de l'albuminurie, attribuait simplement les convulsions dans l'hydropisie à une *congestion* vers les centres nerveux; celle d'Abercrombie (1), d'Osborne (2), qui admettaient l'inflammation des méninges, l'*arachnitis;* celle enfin de la plupart des observateurs français avant l'époque contemporaine, représentée par Coindet et Odier, par M. Grisolle, par MM. Hardy et Béhier, qui mettaient les accidents sur le compte de l'*hydrocéphalie et de l'œdème cérébral.* Chacune de ces opinions peut trouver sa confirmation dans des faits qui sont, à vrai dire, plus ou moins nombreux, plus ou moins concluants. Ainsi la congestion simple des organes centraux de l'innervation n'est pas rare chez les individus qui ont succombé à l'éclampsie albuminurique, mais elle n'est pas constante; l'état contraire s'observe assez souvent. Enfin on sait combien il faut être réservé dans ses conclusions au sujet d'une lésion qui peut être aussi bien la conséquence des convulsions que leur cause. L'arachnitis est un fait extrêmement rare, puisque, comme nous l'avons dit ailleurs, elle n'a été constatée que neuf fois sur quatre cent six autopsies, d'après Frerichs et Rosenstein. Quant à l'hydrocéphalie sous-arachnoïdienne et ventriculaire, quant à l'œdème cérébral, il est impossible de ne pas reconnaître qu'on les rencontre dans beaucoup de cas, et ceux qui fondent sur cet ordre de lésions toute la pathogénie des acci-

(1) Abercrombie, Obs. on cert. dropsical aff., etc. (Edimb. med. and surg. journal, 1818.

(2) Osborne, On dropsies connected with suppr. perspiration and coagul. urine, in-8. London, 1835.

dents nerveux albuminuriques peuvent dire, non sans raison, qu'une fluxion séreuse, même très-modérée, mais soudaine, est suffisante pour provoquer ces accidents, comme un œdème pulmonaire aigu qui laisse peu de traces est suffisant pour amener la mort par suffocation, et que les propriétés hygrométriques de la substance cérébrale, démontrées par les expériences de Natalis Guillot, de Marcé (1), expliquent pourquoi les traces de l'hydrencéphalie ne se retrouvent pas toujours après la mort. Mais leur interprétation nous semble mériter un autre reproche que celui de ne pas répondre à des faits constants. Elle ne tient compte que de la cause immédiate de l'encéphalopathie, cause qui est peut-être particulière à certains cas seulement; elle laisse dans l'ombre la cause générale, le point de départ des accidents, qu'il faut évidemment rechercher dans l'affection primitive dont ces accidents sont un épiphénomène. On a invoqué, il est vrai, la *métastase*, et on a cité des cas où l'anasarque diminuait au moment de l'apparition des symptômes nerveux, augmentait après leur disparition. Nous avons vu ailleurs, à propos de l'étiologie et des terminaisons, combien ces faits sont peu constants; nous avons vu que, si l'œdème extérieur diminue quelquefois à l'approche de l'encéphalopathie aiguë convulsive, il n'est pas très-rare de le voir au contraire augmenter, et bien plus commun de le voir décroître lorsque l'encéphalopathie a atteint son terme. De plus, la métastase, fût-elle démontrée, ne serait encore qu'un intermédiaire, qu'un lien entre la maladie principale et sa complication. C'est donc dans les conditions étiologiques créées par l'affection brightique elle-même qu'il faut rechercher la cause première des symptômes cérébraux.

C'est ce qu'ont tenté quelques auteurs qui ont rattaché les

(1) Marcé, Bullet. de la Soc. anat., 1855.

lésions et les accidents encéphaliques à une dyscrasie. Ainsi on a tour à tour invoqué la désalbumination du sang, l'aglobulie, l'hydrémie. Disons quelques mots de cette dernière hypothèse, qui a été défendue successivement par Owen Rees (1), Cahours (2), Traube (3), Münke (4).

Ces deux derniers observateurs en particulier ont pensé que la diminution de densité du sang ou l'augmentation de la proportion d'eau dans ce fluide pouvait rendre compte des deux lésions qu'on rencontre le plus ordinairement : l'hydropisie et l'anémie cérébrale. Traube a développé à ce propos une ingénieuse théorie où il fait intervenir, outre l'abaissement de la densité normale du sérum, la tension exagérée du système artériel, favorisée par l'hypertrophie cardiaque, si fréquente dans le mal de Bright. De ces deux causes réunies résulterait l'œdème, et par suite l'anémie du cerveau, qui, suivant son siége, entraînerait le coma ou les convulsions. Les expériences de Münke sur des animaux (injections d'eau dans les carotides), tendaient à confirmer cette manière de voir. Mais depuis lors M. Rommelaëre (5) a obtenu, également par l'expérimentation, des résultats qui sont en contradiction absolue avec ceux de Münke. Quoi qu'il en soit, il est certain que ces divers états du sang, hydrémie, diminution des globules, etc., s'observent dans l'albuminurie, et s'il n'est nullement démontré que l'un ou l'autre de ces éléments de la dyscrasie brightique puisse exclusivement provoquer les désordres cérébraux, il est fort possible que, dans leur ensemble, ils contribuent pour leur part à en favoriser l'appa-

---

(1) Owen Rees, Medic. chir. Transact., vol. XXXI.
(2) Cahours, thèse de Strasbourg, 1860.
(3) Traube, Med. central Zeitung, t. XXX, p. 103, 1861.
(4) Münke, Ueber uræmie in Berl. Klinik. Vochenschrift, 1864, p. 113.
(5) Rommelaëre, De la pathogénie des symptômes urémiques; Bruxelles, 1867.

rition. Certains partisans de l'urémie, Richardson entre autres, tiennent compte de l'hydrémie comme cause prédisposante, tout en attribuant à l'urée le principal rôle.

2° Les théories qui ont pour base l'intoxication reconnaissent toutes un seul et même point de départ, l'insuffisance rénale, la rétention des matériaux qui devraient être normalement éliminés par diverses voies, et principalement par les urines, en un mot toutes les conditions étiologiques que nous avons passées en revue au commencement de ce travail et dont nous avons vu l'influence confirmée par les faits dans un assez grand nombre de cas. Pour tous les urémistes, l'accumulation des principes excrémentitiels dans le sang est un fait hors de doute. Mais de tous ces produits, quel est celui dont la présence en excès exerce une action toxique sur les centres nerveux? Autrement dit, en quoi consiste principalement l'altération du sang dans les cas d'encéphalopathie brightique? Là commencent les divergences et les contradictions.

Pour Wilson (1), Gregory, Basham et bien d'autres, le sang est chargé d'urée : donc c'est l'*urée* qui est le poison. Mais O. Rees, Christison, Babington (2) publient des faits où l'intégrité la plus absolue des fonctions cérébrales a été notée chez des sujets brightiques dont le sang contenait une proportion d'urée très-considérable. Picard montre que l'accumulation de l'urée est la règle dans tous les cas de maladie de Bright compliqués ou non. Parkes, Schottin, Mosler, observent, chez des albuminuriques atteints d'accidents cérébraux, une élimination d'urée égale ou supérieure à la moyenne (Jaccoud); enfin MM. Berthelot et Würtz trouvent que, dans trois cas d'albuminurie scarlatineuse, le sang, pris

(1) Wilson, On fits of sudden death in connection with disease of Kidney, 1833.

(2) Babington, G. Hosp. rep.; 1836, p. 360.

au milieu des convulsions, contient ce corps en proportion normale (Gübler) (1).

Frerichs (2), Treitz, attribuent les accidents à l'accumulation du *carbonate d'ammoniaque* dans le sang, par le fait de la décomposition de l'urée, soit dans les voies circulatoires, soit dans les voies digestives. Mais on répond au premier que l'urée n'a aucune tendance à se transformer dans le torrent circulatoire (Stokvis (3), Gallois (4), etc.), et à tous deux, que l'analyse chimique est loin de démontrer la présence du carbonate d'ammoniaque en quantité notable dans le sang de tous les urémiques (Gobée) (5) ; qu'il en existe normalement une faible proportion dans le sang des sujets sains (Richardson, Zalesky) ; que, chez les urémiques, on ne trouve pas de traces de ce sel dans l'urine ; que l'haleine, les vomissements à odeur ammoniacale ne sont pas constants ; et que, quand ils existent, ils prouvent tout au plus la formation du carbonate d'ammoniaque dans les bronches, dans l'estomac ou dans la bouche, mais non sa présence en excès dans le sang (Schottin, Reuling) (6). Enfin divers auteurs (Vogel, Jaksch), font de l'*ammoniémie* une affection à part, se distinguant de l'urémie surtout par l'absence de convulsions, et par là complétement étrangère aux accidents cérébraux de l'albuminurie aiguë.

Pour Bence Jones, la décomposition de l'urée donne naissance à l'*acide oxalique*, et c'est cet acide qui est l'agent toxique. Mais cette théorie ne reposant sur aucun fait, soit clinique, soit expérimental, n'a pas rencontré un seul partisan

(1) Dict. encyclopédique, art. Albuminurie.
(2) Vierordt's Arch. für phys. heilk. 1851, t. X, p. 399.
(3) Stokvis, Ned. Tydschr. vor geneesk ; 1860, t. IV, p. 517.
(4) Gallois, thèse de Paris, 1857.
(5) Gobée, Ned. Lancet. t. III, p. 748.
(6) Reuling, thèse inaug., 1854. Giessen.

et a été abandonnée par son auteur lui-même (1). Le même sort est vraisemblablement réservé à celle de Thudicum (2), qui, ayant découvert l'*urochome*, matière colorante de l'urine, en faisait *a priori*, il y a peu de temps, l'auteur de tous les désordres urémiques.

Enfin, depuis les recherches de Schottin (3) et de Hoppe (4), c'est vers les *matières extractives* que se tourne plus spécialement l'attention des observateurs, et en particulier vers la créatine, la créatinine, qui, dit-on, s'accumulent dans le sang et même dans les muscles des sujets urémiques (Oppler 5), Perls (6), etc.). Le fait paraît vrai ; mais ces matières, comment agissent-elles sur les centres nerveux? Leur action est-elle directe ou indirecte, isolée ou commune? Voilà ce qui reste à démontrer, et jusqu'ici aucun fait, aucune expérience n'est venue affirmer le pouvoir toxique ou simplement nuisible de telle ou telle matière extractive en particulier.

Au reste, dans ce champ de l'expérimentation physiologique, les investigations de la science se sont heurtées à bien d'autres obstacles, à bien d'autres contradictions. Tandis que pour Gallois et Hammond (7) l'expérimentation sur les animaux démontre les propriétés toxiques de l'urée, elle les dément pour Ségalas (8), Treitz, Zalesky (9), etc.; tandis que Petroff (10) y trouve la confirmation de la théorie de Frerichs,

(1) Bence Jones, Med. Times and Gaz; 1865, p. 701.
(2) Thudicum, Cité par Rommelaëre, *loc. cit.*, p. 31.
(3) Schottin, Vierordt's Arch., 1853, heft. I.
(4) Hoppe, Dritter aertzlicher bericht, etc.; Berlin, 1854.
(5) Oppler, Beitraege zur lehre von uraemie (Virch. Arch., p. 260, 1861).
(6) Perls, Kœnisberg. Med. Jahrb. 1864.
(7) North Americ. med. chir. Review, 1853.
(8) Journ. de Magendie, t. II, p. 354; 1822.
(9) Untersuchungen über den uraemischen Process und die function der Nieren. Tübingen, 1865.
(10) Zur lehre von urämie, Virch. Arch., 1862, p. 96.

Schottin, Oppler, Kühne (1), y trouvent sa ruine. Enfin
M. Rommelaëre qui, dans une série de recherches récemment publiées, a essayé tour à tour l'action de chacun des
poisons successivement mis en cause par les observateurs
précédents, comme déterminant des accidents analogues à
ceux de l'urémie, est arrivé, pour tous, à des résultats entièrement négatifs (2).

En somme, ces théories exclusives, dont le point de départ
commun nous paraît juste et irréfutable, pèchent toutes par
leur point d'arrivée. Dans le sang, que l'insuffisance rénale
altère d'une façon si complexe, elles ne recherchent qu'un
élément nuisible; dans l'apparition des accidents cérébraux
qui se manifestent au sein d'un organisme malade et à la
production desquels tant de causes diverses doivent nécessairement concourir, elles ne voient que le symptôme d'un empoisonnement simple, analogue à celui qui résulterait de
l'absorption de telle ou telle substance toxique par un organisme sain. Nous croyons que cette interprétation est erronée.
Nous ferons de plus à la doctrine de l'intoxication pure un
reproche inverse de celui que nous adressions à la doctrine
de l'hydrocéphalie et de l'œdème cérébral. Celle-ci négligeait la cause éloignée mais primordiale, l'insuffisance rénale; celle-là méconnaît la cause prochaine, ou tout au moins
une cause prochaine de l'encéphalopathie albuminurique, la
lésion des centres nerveux.

3° Les auteurs dont nous réunissons les opinions dans un
troisième groupe, ont tenu compte et de la possibilité des lé-

(1) Kühne et Strauch, Centralblatt. für die med. Wissensch., 1864,
n°s 35 et 37.
(2) En somme, l'expérimentation physiologique n'a pu démontrer
qu'un fait déjà prouvé par l'observation clinique : c'est que la suppression de la sécrétion urinaire par néphrotomie ou par ligature des
uretères détermine des accidents cérébraux.

sions et de la possibilité d'une influence directe exercée par l'altération du sang, et ils ont assigné aux accidents cérébraux des sujets albuminuriques deux pathogénies différentes dont l'une exclut l'autre. Ici des lésions et pas d'urémie; là, l'urémie et pas de lésions. Déjà Rilliet, dans son Mémoire, faisait la part de ces deux interprétations : seulement ses préférences étaient ouvertement pour la première. Dans tous les cas d'encéphalopathie aiguë, et surtout convulsive, c'est-à-dire dans les faits que nous avons spécialement étudiés ici, il admettait l'hydrencéphalie et l'infiltration séreuse de la substance cérébrale. Il se fondait : sur l'analogie des symptômes observés avec ceux de certaines hydrocéphalies aiguës primitives et symptomatiques; sur leur caractère spécial, « plus mobile qu'une phlegmasie, plus fixe qu'une névrose; » sur la préexistence de l'anasarque, sa disparition au début des accidents, son retour après leur cessation. Ce sont là, on le voit, autant d'arguments tirés de ressemblances exceptionnelles, de coïncidences fortuites, et qui ne sont pas applicables à tous les faits. Quant à l'altération du sang, à l'urémie, Rilliet n'admettait son intervention que dans ces phénomènes ultimes (coma, ataxie, état typhoïde), qui marquent le terme de la néphrite albumineuse chronique. MM. Piberet, Pihan-Dufeillay adoptent cette opinion. M. Gubler rejette aussi complétement l'urémie pour tous les cas d'accidents aigus convulsifs, et pense que l'hyperémie, l'anémie et surtout l'œdème cérébral, rendent très-suffisamment compte de ces faits. Parmi les auteurs qui admettent l'intoxication pour le plus grand nombre des cas, nous citerons Vogel, qui fait aussi un partage entre les accidents provoqués par l'urémie ou l'ammoniémie, et ceux qui peuvent reconnaître pour cause l'hydrencéphalie, ou même la mélanémie (il regarde la dégénérescence granuleuse pigmentaire des artères cérébrales comme fréquente dans le mal de Bright ancien). Enfin , M. Rommelaëre assigne aussi une place , en dehors de l'urémie , à l'infiltration séreuse du cerveau.

Assurément , cette dernière lésion peut aller sans l'urémie et réciproquement. Mais en faut-il conclure que l'une exclut toujours l'autre ?

Pour justifier une séparation aussi tranchée , il faudrait qu'on démontrât que les conditions étiologiques, qui sont le point de départ de l'altération du sang, ont complétement fait défaut toutes les fois qu'on a trouvé à l'autopsie des altérations des centres nerveux. Mais l'observation clinique montre que les choses ne se passent pas ainsi. L'anémie et l'œdème cérébral , les épanchements séreux intra-crâniens, sont fréquents chez les sujets qui ont présenté au plus haut degré, avant de succomber à la complication nerveuse, cet ensemble de phénomènes qu'on a considérés comme aboutissant à l'urémie, et la distinction établie par Rilliet nous semble particulièrement attaquable à ce point de vue. Nulle part, en effet, les lésions que nous venons de nommer ne s'observent plus souvent et ne sont plus apparentes qu'à la suite de ces accidents ultimes de l'albuminurie chronique auxquels il reconnaît les caractères d'une intoxication ; nulle part, au contraire, elles ne sont moins constantes, moins accentuées que dans cette forme aiguë et convulsive qu'il attribue exclusivement à l'hydrencéphalie. Telle est du moins l'impression qui résulte pour nous de la lecture d'un grand nombre d'observations.

Ainsi la lésion cérébrale, cause immédiate des accidents nerveux , paraît être dans bien des cas subordonnée à une cause première qui est l'altération du sang par insuffisance rénale, c'est-à-dire l'urémie, si nous prenons le mot dans son acception la plus large.

Telle est la manière de voir que nous trouvons clairement

exposée, ou implicitement contenue dans un dernier groupe d'opinions.

4° Nous avons vu Traube attribuer l'œdème et l'anémie cérébrale à la diminution de densité du sang et à l'exagération de la tension artérielle. Parmi les auteurs qui admettent l'altération du fluide nourricier par accumulation des principes excrémentitiels, M. Sée se rapproche de Traube pour l'interprétation de la cause prochaine de l'encéphalopathie brightique. Il ne croit pas à une action toxique portant directement sur l'élément nerveux; il ne considère l'urémie que comme une condition prédisposante créant l'imminence morbide. Quant à l'action immédiate, elle est purement nerveuse : elle consiste dans l'ischémie déterminée par l'excitation des nerfs vaso-moteurs et des artères cérébrales, et il en résulte soit des convulsions, soit du coma, suivant qu'il y a plus spécialement oligémie du bulbe ou de l'encéphale (1). Ce sont les idées de Kussmaul et de Tenner sur l'épilepsie appliquées aux accidents nerveux de l'albuminurie.

Goodfellow (2) reconnaît à ces accidents un processus pathogénique très-complexe. Il admet naturellement comme point de départ l'accumulation des principes excrémentitiels dans le sang. Secondairement il prend en considération : 1° l'urée qui, dit-il, exerce très-probablement une action toxique sur le système nerveux ; 2° la dénutrition des tissus, et conséquemment de la substance nerveuse, qui ne reçoit qu'un sang aplastique, aqueux et chargé d'acide carbonique; 3° la pression anormale qui résulte de la tendance congestive générale entretenue par l'action paralysante du poison urémique sur les capillaires, et l'œdème qui est la conséquence naturelle de cette pression. Tous les symptômes nerveux, sui-

(1) Sée, cité par Fournier, loc. cit., p. 55.
(2) Loc. cit., p. 55.

vant lui, s'expliquent par ces trois ordres de causes. A propos
des complications cérébrales de l'anasarque albuminurique
aiguë, le même auteur attribue au poison urémique lepou-
voir d'irriter directement la pulpe nerveuse, ce qui donne
lieu aux convulsions, et la propriété de la comprimer par la
congestion et par l'œdème qui résultent du ralentissement
de la circulation encéphalique, d'où les phénomènes comateux. On voit en définitive que Goodfellow subordonne les
lésions cérébrales à l'urémie dans les cas où elles se rencontrent, mais qu'il admet également l'action toxique directe de
l'urée. On voit aussi que sa théorie pour l'encéphalopathie
aiguë est précisément l'opposée de celle de Rilliet, puisqu'à
son sens l'œdème cérébral se traduit par le coma, et l'empoisonnement immédiat par l'éclampsie.

Enfin, sans aller aussi loin que Goodfellow dans la voie des
hypothèses, M. Jaccoud assigne aussi à l'œdème, auquel il
joint avec Traube l'anémie cérébrale, une place à part dans
la pathogénie des accidents nerveux urémiques. Il accorde
en outre au carbonate d'ammoniaque et aux matières extractives des propriétés toxiques qu'il refuse à l'urée, et, à l'exemple de Vogel (1), de Jaksch (2), cherche à différencier cliniquement l'ammoniémie et la *créatinémie*.

Quelles seront maintenant nos conclusions quant à la pathogénie des faits que nous avons passés en revue dans le
cours de cette étude? Elles seront malheureusement pour la
plupart très-réservées et très-incertaines. Sur quelques points,
cependant, notre conviction est formée.

Pour nous, l'encéphalopathie albuminurique aiguë dé-
pend, sinon constamment, du moins dans la majorité des
cas, de l'insuffisance rénale. Elle est le dernier terme d'une

(1) Virch. Handb. der spec. patholog. und therapie, t. VI, p. 458.
(2) Prager Vierteljahrsch., 1860.

série de phénomènes, dont le premier est la dycrasie primitive qui détermine l'albuminurie et la lésion des reins. Par le fait de cette lésion, l'élimination des matériaux excrémentitiels par les voies urinaires entre en souffrance. Ce trouble s'exprime cliniquement par la diminution de la quantité absolue de l'urine, ou par la diminution de ses éléments solides et l'abaissement de son poids spécifique. Si cet état de choses va s'aggravant, si la miction se supprime, l'élimination des matériaux solides devient nulle, et si les diverses sécrétions supplémentaires refusent leur service ou cessent d'être suffisantes, les principes excrémentitiels s'accumulent dans le sang et en altèrent les propriétés. Cette altération constitue l'urémie, état pathologique secondaire qui, s'il s'aggrave graduellement, ou s'il atteint brusquement son plus haut degré, *peut* s'annoncer par divers symptômes du côté des centres nerveux, des appareils circulatoire, respiratoire et digestif, et se traduire en définitive par des accidents cérébraux convulsifs ou comateux d'intensité variable. Mais ces accidents ne sont pas un effet constant de l'urémie. Celle-ci joue à leur égard le rôle de cause prédisposante : elle crée, comme l'a dit M. Sée, l'imminence morbide. Telle circonstance agissant comme cause déterminante peut alors amener leur explosion, telle autre la retarder ou la prévenir.

En quoi consiste principalement l'altération du sang? Quels en sont les éléments particulièrement nuisibles? Comment le sang altéré agit-il sur les centres nerveux? Voilà les inconnues du problème. Dans l'urémie qui complique l'albuminurie aiguë, le sang présente le plus ordinairement les caractères du sang inflammatoire. Quelquefois cependant, suivant Richardson, il change alors d'état; il devient diffluent (1), les

(1) Dans les faits de Rilliet (obs. 8) et d'Avrard (obs. 7), la fluidité du sang est notée une fois après la mort et une fois pendant la vie.

globules diminuent de nombre et se montrent crénelés sur leurs bords; la proportion du sérum augmente. L'urée s'y trouve en excès, dit l'éminent expérimentateur anglais; mais nous avons vu qu'il existe à ce sujet trois analyses négatives de MM. Berthelot et Wurtz. Il y a, dit-il encore, dégagement d'ammoniaque par l'addition de baryte; mais lui-même a signalé la présence du carbonate d'ammoniaque, en quantité minime, il est vrai, dans le sang normal. L'excès des principes excrémentitiels porte-t-il surtout, au moins dan certains cas, sur les matières extractives (1)? La chose est possible, mais tant que des analyses nombreuses et exactes feront défaut, elle ne sera pas démontrée. Au point où en est aujourd'hui la question, on ne peut donc pas dire que l'excès de tel ou tel élément solide prédispose particulièrement à telle ou telle forme d'encéphalopathie brightique (2), ou même à l'encéphalopathie urémique en général.

Présence, en quantité anormale dans le sang, de substances albuminoïdes à divers degrés d'oxydation qui devraient être successivement éliminées par l'urine, et peut-être abaissement de la densité moyenne du sang par l'augmentation de la partie aqueuse et la diminution du chiffre des globules, telle est, pour nous, dans l'état actuel de la science, la définition de l'urémie.

Quant à l'action du sang altéré sur les centres nerveux, elle semble n'être pas toujours identique. Indirecte dans bien des cas, elle paraît directe dans d'autres où toute lésion apparente fait défaut. Mais cette absence de tout désordre qui frappe

(1) Des recherches récentes de M. Chalvet tendent à résoudre la question dans ce sens. Gazette des hôpit., 1867.

(2) On pourrait faire une exception pour l'ammoniémie par résorption de l'urine stagnante et décomposée (Jaksch); mais c'est là une affection à part et qui n'a rien de commun avec celle qui nous occupe.

la vue suffit-elle à démontrer une action toxique directe du
liquide nourricier devenu nuisible? Assurément non, et s'il y
a doute relativement à l'effet toxique du sang altéré dans son
ensemble, le doute n'est-il pas bien plus grand encore quant
à l'influence immédiate de tel ou tel poison en particulier?
M. Rommelaëre, le dernier auteur à notre connaissance qui
se soit occupé de cette partie du problème, conclut formelle-
ment pour la négative. « Les recherches de physiologie pathologique entreprises dans le but d'éclairer la question, dit
ce consciencieux observateur, nous prouvent que ce n'est pas
à un élément unique qu'il faut attribuer la cause des accidents nerveux qui éclatent dans le cas de suppression de la
sécrétion urinaire..... Au reste, dit-il encore, les divers pro-
cédés expérimentaux auxquels nous avons eu recours, ne
sauraient nous donner la reproduction vraie des troubles que
nous étudions, et c'est à l'analyse clinique que nous devons
en définitive revenir pour obtenir la solution du problème. »
Nous adhérons sans réserve à cette manière de voir, et, s'il
nous est permis d'exprimer, en terminant, une opinion personnelle, nous dirons qu'à notre avis on devrait, dans l'étude
clinique des faits, tenir plus de compte des lésions comme
causes prochaines des accidents cérébraux dans le mal de
Bright; et par lésions nous entendons tous les désordres que
nous avons tant de fois énumérés et qui résultent évidemment
de *troubles de la circulation encéphalique*. L'œdème du cerveau, l'hydrencéphalie, en sont l'expression la plus apparente aux yeux; puis viennent l'hyperémie, l'anémie cérébro-
spinale et peut-être dans certains cas des hyperémies et des
anémies si brusques, si limitées, si passagères, qu'elles dispa-
raissent sans laisser de traces. La tendance congestive générale que nous avons vue si manifeste dans certains cas d'encéphalopathie, ces poussées aiguës vers certains organes et en
particulier vers l'appareil pulmonaire en même temps que

vers le cerveau, ces épistaxis actives, ces accès fébriles précédant la complication, tout cet ensemble de phénomènes nous dispose à croire que le premier effet de l'altération du sang est souvent de modifier les conditions de sa circulation normale et de son égale distribution dans toutes les parties qu'il doit alimenter; que du côté des centres nerveux ces perturbations circulatoires générales ou partielles, rapides ou persistantes, se traduisent quelquefois par des accidents variables comme intensité et comme durée, et qu'enfin ces accidents peuvent être soit convulsifs, soit comateux, suivant que l'ischémie, ou l'hyperémie, ou la congestion séreuse, porte plus spécialement sur les hémisphères ou sur la moelle allongée.

Telle est du moins l'impression, nous ne disons pas la conviction, que nous a laissée d'une part l'analyse des faits, d'autre part la comparaison des idées émises par divers auteurs et en particulier par Traube, par Goodfellow, par M. Sée, sur le processus pathogénique de l'affection que nous venons d'étudier.

CONCLUSIONS.

Voici quelques points de ce travail sur lesquels nous désirons attirer particulièrement l'attention :

1° L'encéphalopathie albuminurique aiguë est assez peu commune chez les enfants. Elle ne paraît pas se montrer plus souvent dans l'anasarque scarlatineuse que dans toute autre variété de la maladie de Bright aiguë ;

2° Souvent, sinon toujours, l'encéphalopathie albuminurique aiguë est précédée de troubles plus ou moins apparents de la secrétion urinaire, consistant dans la suppression absolue, dans la diminution de la miction ou dans l'abaissement du chiffre des matériaux solides de l'urine ;

3° Dans un certain nombre de cas, la constipation, la diminution ou le faible développement de l'œdème, la sécheresse de la peau et des muqueuses, s'observent concurremment avec les signes de l'insuffisance rénale. Au milieu de cet ensemble de phénomènes, il suffit parfois d'une cause occasionnelle extérieure et légère pour déterminer l'explosion des accidents cérébraux ;

4° La variété clinique la plus commune de l'encéphalopathie albuminurique aiguë est la forme *convulsive mixte*. Cependant certains symptômes nerveux légers, des accidents comateux, délirants, ataxiques même, peuvent s'observer exceptionnellement sans convulsions, et dans des conditions identiques ;

5° Presque toujours, l'éclampsie est précédée de divers phénomènes prémonitoires qu'on peut distinguer suivant l'époque de leur apparition en prodromes éloignés et prochains. Quant à leur nature, les principaux sont la céphalalgie, les troubles de la vue, les vomissements, la somnolence, les hémorrhagies et le ralentissement du pouls ;

6° Le caractère dominant de l'encéphalopathie convulsive est dans l'extrême variété de ses manifestations, à commencer par les convulsions elles-mêmes, puis dans l'absence des paralysies limitées, dans la nature du coma consécutif qui est souvent incomplet; dans la fréquence, l'intensité et la fixité de deux ou trois signes seulement, et en particulier de la céphalalgie et de l'amaurose;

7° Il n'est pas rare de voir les phénomènes cérébraux accompagnés ou suivis d'accidents d'un autre ordre et surtout d'épanchements, de fluxions séreuses vers les organes thoraciques. Dans quelques cas, la coïncidence est assez frappante pour qu'on soit autorisé à supposer que ces deux complications dépendent d'une seule et même cause;

8° Les symptômes gastro-intestinaux dits *urémiques*, à part les vomissements nerveux qui se montrent le plus souvent au début de l'attaque convulsive, ne sont pas communs dans l'encéphalopathie albuminurique aiguë;

9° L'issue de cette affection n'est pas souvent fatale. Quand la mort survient, c'est ordinairement dans le coma, quelquefois au milieu des convulsions. Elle est parfois la conséquence de quelque complication gastro-intestinale ou thoracique consécutive à la complication encéphalique. Mais la terminaison de l'éclampsie albuminurique est généralement favorable, et, dans un assez grand nombre de cas, celle-ci paraît être le signal d'une amélioration remarquable dans l'affection brightique qui lui a donné naissance, ou même de sa guérison définitive;

10° La gravité de la complication nerveuse est proportionnelle au degré de la maladie principale. De là sa bénignité relative dans l'albuminurie aiguë scarlatineuse, où le type comateux n'entraîne pas un pronostic plus sérieux que la forme convulsive;

11° À l'autopsie des sujets albuminuriques morts d'accidents cérébraux, il est rare de constater l'intégrité absolue des centres nerveux. Il est rare aussi de rencontrer des lésions profondes. Les deux altérations qu'on observe le plus souvent sont une hydrencéphalie modérée et l'anémie du cerveau ;

12° La cause *prédisposante* principale de l'encépalopathie albuminurique aiguë est, pour nous, l'altération du sang résultant de la rétention des matériaux excrémentitiels qui devraient être normalement éliminés par l'urine. Sa cause immédiate nous échappe. Cependant elle nous semble consister souvent dans un trouble de la circulation encéphalique qui détermine l'œdème, la congestion ou l'anémie cérébrale. Quant à l'action toxique directe du sang altéré, ou de tel ou tel poison spécial charrié par lui sur la pulpe cérébrale, elle peut être supposée dans certains cas, mais elle ne nous est démontrée dans aucun.

FIN.

OBSERVATIONS.

OBSERVATION XIV.

Anasarque albuminurique aiguë, consécutive à un rhumatisme articulaire aigu avec endo-péricardite. — Œdème modéré. — Dix-huit jours de prodromes. — Vomissements persistants. — Ralentissement du pouls. — Constipation. — Convulsions à deux reprises. — Signes d'une congestion séreuse pulmonaire concomitante. — Mort. — Autopsie.

Le nommé G. Georges est entré, le 5 février 1866, à l'hôpital Sainte-Eugénie, service de M. Bergeron, salle Saint-Joseph.

Lors de son admission, ce garçon était atteint depuis huit jours d'un rhumatisme articulaire aigu qui se compliqua bientôt d'une endo-péricardite. Un état général assez grave, de nombreux vomissements, une ou deux épistaxis, accompagnèrent la manifestation cardiaque qui ne fut cependant pas de longue durée. Dès le 13 février on notait une diminution considérable du frottement péricardique et la disparition complète des fluxions articulaires ; mais le même jour on constata une légère bouffissure de la face. Le 14, l'œdème s'étendait aux mains et aux pieds, et les urines étaient assez fortement albumineuses. En même temps, bien que le pouls, fébrile les jours précédents (90-100), fût tombé graduellement à 72, l'état général n'était pas satisfaisant. Les vomissements persistaient ; l'absence de selles nécessitait une purgation qui produisit peu d'effet ; le malade était abattu pendant la journée et avait de l'insomnie la nuit.

Les jours suivants, mêmes symptômes plus accentués encore. Tandis que l'anasarque reste modérée et subit des variations assez fréquentes, tantôt augmentant, tantôt semblant diminuer ; tandis que l'albuminurie demeure stationnaire, les vomissements conservent leur fréquence ; malgré des purgatifs répétés, la constipation persiste. La langue est blanche et collante. L'enfant a de la somnolence, cependant sa vue parait conservée, son regard est naturel, et il n'accuse pas de céphalalgie. En même temps le

(1) Nous devons les observations 14, 15, 16, 17, 18, à l'extrême obligeance de M. Bergeron, qui a bien voulu mettre à notre disposition les notes recueillies dans son service.

pouls continue à se ralentir ; après s'être maintenu pendant quelques jours à 72, il descend, du 15 au 21 février, à 68, puis à 64 battements par minute.

Du 21 au 26, le pouls s'élève un peu (76-88), mais reste calme. L'anasarque tend à augmenter. Les urines, toujours aussi albumineuses, sont moins sales qu'au début et prennent une teinte rosée. Au microscope, on y rencontre des globules sanguins en assez grand nombre et quelques cylindres épithéliaux. Le sirop de pointes d'asperge, qu'on fait prendre au malade, ne leur communique aucune odeur. Les vomissements, fréquents le 21, diminuent à partir du 23 ; mais la constipation est toujours plus opiniâtre. Les purgatifs, vomis, n'ont que peu d'action. Le jalap produit au plus une ou deux garde-robes ; le citrate de magnésie reste sans effet.

Du 27 au 28, les vomissements se suspendent complétement. L'enfant paraît mieux portant ; il reprend un peu d'entrain et mange avec plaisir ; il tousse assez fréquemment, mais il n'y a que des râles sibilants disséminés à l'auscultation. Les urines restent sanglantes et inodores. — Vin diurétique amer. Potion de perchlorure de fer.

1er mars, Les vomissements ont reparu, et il y a eu quelques garde-robes liquides. L'œdème, stationnaire les jours précédents, diminue, surtout à la face. Les urines paraissent de plus en plus colorées par le sang. Pouls à 76.

Le 2 mars, au matin, on trouve l'enfant retombé dans la somnolence, et cette fois profondément.

L'œdème est stationnaire depuis la veille : le pouls est à 88 environ ; la toux persiste, et on trouve à l'auscultation des râles muqueux disséminés des deux côtés de la poitrine. Le même jour, après la visite, à dix heures du matin, le petit malade est pris d'une attaque convulsive qui paraît avoir été d'assez courte durée, et à la suite de laquelle il est resté privé de connaissance pendant quatre heures. A cette période de collapsus absolu a succédé une somnolence profonde qui a persisté jusqu'à neuf heures. Il y a eu plusieurs vomissements dans la soirée, et pas une seule selle.

Le lendemain matin, 3 mars, l'enfant est encore assoupi. Les pupilles sont naturelles, ni dilatées ni contractées. Bien que la peau soit sans chaleur, le pouls a repris de la fréquence et est à 112. L'œdème des membres supérieurs a augmenté. Partout ailleurs il est stationnaire. La toux persiste ; elle est un peu rauque, sans que le timbre de la voix soit altéré : à l'auscultation, on entend des râles muqueux à larges bulles un peu partout, mais principalement à gauche. Vers les deux bases, on distingue des râles fins, sous-crépitants en assez grande abondance, ce qui autorise à penser qu'il y a de l'œdème des deux lobes inférieurs.

Dans l'abdomen, au niveau des régions hypogastrique et iliaque, on trouve une fluctuation obscure, indiquant la présence d'un épanchement séreux modéré dans la cavité péritonéale.

Dans la journée, le malade reste plongé dans un assoupissement presque continuel, interrompu seulement par quelques vomissements. La constipation persiste. Dans la soirée, l'administration de 0,50 centigrammes de jalap provoque cependant plusieurs selles liquides.

Du 4 au 6, l'enfant reste à peu près dans le même état. Somnolence, vomissements, toux persistante avec râles sous-crépitants aux bases. L'anasarque est à peu près stationnaire. Il y a un peu de diarrhée. Le pouls, modérément accéléré le 4 et le 5 (80-100), tombe le 6 au soir à 52. Le même jour, on trouve le malade extrêmement assoupi. L'urine est toujours très-albumineuse.

Le 7. Même état, 64 pulsations.

Le 8, au matin, le pouls est de nouveau à 52; la peau sans chaleur; l'œdème, qui avait un peu augmenté la veille, a de nouveau diminué aux membres inférieurs. La diarrhée persiste, ainsi que la toux. On distingue encore quelques râles sous-crépitants à droite; 52 inspirations par minute.

Le même jour, à midi, les convulsions ont reparu et se sont succédé sans aucune interruption pendant huit heures. L'enfant est mort à huit heures du soir.

Autopsie. Épanchement séreux dans le péritoine (400-500 gr.) et dans les deux plèvres (200 à 300 gr. de liquide); cœur volumineux; épaississement et opacité de la valvule mitrale. Les poumons sont pâles et comme exsangues, mais crépitants.

Les reins ont leur volume ordinaire. A la coupe, la substance corticale est très-anémiée et rappelle la chair d'anguille. Les pyramides sont peu marquées et participent à la décoloration générale.

Le cerveau a conservé sa consistance normale. Toute sa surface présente une injection modérée. Il y a peu de liquide sous l'arachnoïde et pas du tout dans les ventricules. Mais une sérosité abondante remplit aussi complétement que possible le canal rachidien et entoure la moelle allongée.

OBSERVATION XII.

Néphrite albumineuse aiguë consécutive à la scarlatine. — Simple bouffissure de la face. — Épistaxis répétées, accès fébriles et ralentissement graduel du pouls en dehors des accès. — 6 ou 7 attaques éclamptiques. — Conservation de l'intelligence au début. — Guérison de la maladie principale suivant de très-près la cessation des accidents cérébraux.

H... (François), âgée de 8 ans, entre le 31 octobre 1863 à l'hôpital Sainte-Eugénie, salle Saint-Joseph, service de M. Bergeron.

Ce garçon, lymphatique et scrofuleux, est en pleine éruption scarlatineuse au moment de son admission. La fièvre a débuté, disent ses parents, le 26 octobre, c'est-à-dire cinq jours auparavant. Actuellement le pouls est modérément accéléré (108), mais l'enfant est abattu et se plaint d'une céphalalgie intense. La pression le long des gouttières vertébrales est douloureuse.

Dans la matinée, il y a eu une épistaxis. Le cœur est parfaitement sain. L'angine est modérée, la langue rouge, l'appétit semble revenir. Pas de vomissements ; un peu de diarrhée. La peau est chaude et sèche.

Les jours suivants, jusqu'au 10 novembre, l'éruption disparaît et fait place à la desquamation. Il y a encore deux épistaxis le 1er novembre, et une le 3. En même temps la fièvre tombe, et le pouls décroît graduellement. Le 3, il est à 88, le 4, à 84, le 5, à 72, et le 6, à 60, c'est-à-dire fort au-dessous de la moyenne. Cependant l'état général est satisfaisant; seulement, à partir du 4 au soir, on a cru remarquer une légère bouffissure à la face, et les paupières sont restées un peu œdémateuses les jours suivants. Les urines sont d'ailleurs ambrées, peu sédimenteuses, normales.

Du 10 au 18, on observe une série d'accès fébriles intenses avec stades de frisson et de chaleur, et présentant chacun une durée de plusieurs heures. Ils ne sont pas très-régulièrement intermittents. Le 1er est observé le 10 novembre au matin, le 2e le 11 au soir; le 3e le 13, vers midi; le 4e survient le 14 à la même heure, malgré une prise de sulfate de quinine; le 5e est noté le 15 à quatre heures du soir, et débute par un frisson qui persiste jusqu'à neuf heures; le 6ᵉ ne paraît que le 17, à onze heures du matin, et dure toute la journée; enfin le 7ᵉ et dernier débute le 18 à la même heure et n'est pas moins prolongé.

Dans l'intervalle de ces accès, le pouls n'en a pas moins continué à présenter une lenteur remarquable; il s'est maintenu en général au-dessous de 70. L'épistaxis a reparu à deux reprises, le 15 et le 17. En même temps se sont montrés quelques symptômes cérébraux. L'enfant s'est plaint de céphalalgie le 11 et le 12; il a eu du délire à la suite d'un accès, dans la nuit du 14 au 15. Enfin le 18, on le trouve somnolent. Le pouls, à 64, est irrégulier.

La face est extrêmement pâle et légèrement bouffie; la peau fraîche. L'enfant a peu d'appétit depuis plusieurs jours déjà : la langue est saburrale, la salive rare, l'haleine fétide. Il va à la selle et ne vomit pas.

A partir du 18, les accès fébriles ne reparaissent plus. Le 19, le 20, le petit malade est plus réveillé et reprend un peu d'appétit. Cependant le pouls reste très-lent. Du 19 au 23, il oscille entre 52 et 60 battements par minute; il est faible et irrégulier. En même temps la bouffissure de la face augmente, et les urines prennent la teinte sale caractéristique de l'albuminurie aiguë, puis une coloration rosée due à la présence du sang pur. A dater du 21, on les trouve albumineuses. On supprime le sulfate de quinine administré jusque-là quotidiennement, et on le remplace par le tannin à la dose de 0 gr. 30.

Du 25-27. Même état. Seulement l'œdème de la face diminue, la coloration rose des urines disparaît, et l'albuminurie semble décroître.

28 novembre. Dans la nuit du 27 au 28, il y a eu une épistaxis abondante. Le matin l'état général paraît satisfaisant, et la journée se passe très-bien jusque vers quatre heures de l'après-midi. A ce moment l'enfant ayant uriné dans son lit, ses petits camarades lui adressent des railleries qui l'affectent vivement; il se met à sangloter. Au même instant, il ressent une douleur très-intense à la tête. Quelques instants plus tard, il vomit le potage qu'il vient de prendre. Il descend alors de son lit pour uriner, mais à peine est-il sur le vase qu'il tombe sans connaissance. On le recouche; il revient promptement à lui, mais la sœur remarque alors que les membres inférieurs sont agités de mouvements con-

tinuels. Le petit malade les fléchit et les étend alternativement et affirme qu'il ne peut les arrêter. Ces mouvements persistent avec une intensité variable pendant un quart d'heure environ. En même temps l'enfant continue à se plaindre d'un grand mal de tête. Vers la fin de l'attaque, il urine de nouveau involontairement dans son lit, et, les convulsions terminées, il reste assoupi pendant près d'une heure.

Vers cinq heures un quart, les mêmes mouvements reparaissent, mais ils cessent au bout de quelques instants. L'interne de garde, appelé au moment de cette deuxième attaque partielle, fait appliquer un sinapisme sur la colonne vertébrale. De cinq heures un quart à huit heures du soir la somnolence persiste. A huit heures, brusquement, survient une troisième attaque. Cette fois les mouvements des membres inférieurs sont plus étendus et plus précipités. Les bras restent immobiles, mais la face est agitée de contractions spasmodiques. Les mouvements ne sont pas plus prononcés d'un côté que de l'autre. Au bout de quelque temps une salive écumeuse apparaît sur les lèvres, et l'accès s'arrête presque aussitôt après. Il a duré dix minutes; un collapsus profond lui succède. La langue n'a pas été mordue.

De huit heures à minuit, les accidents convulsifs se montrent encore à trois ou quatre reprises dans le cours d'un coma complet dont rien ne peut tirer le malade.

Vers minuit, l'interne du service le retrouve dans cet état. Toutes les deux ou trois minutes, l'enfant pousse des cris aigus sans sortir de sa torpeur. Une pression un peu forte en quelque point du corps, et principalement sur le ventre, les provoque aussitôt, et il semble que la présence de l'interne les rende plus forts et plus fréquents. Aux cris inarticulés s'ajoute alors le mot de «maman», répété à plusieurs reprises. L'intelligence ne semble donc pas complétement abolie; la vue paraît conservée : cependant la sœur a cru remarquer, après la première attaque, que l'enfant y voyait moins. Elle a été également frappée, au début de l'éclampsie, de l'extrême lenteur du pouls. Actuellement il est à 120; la respiration est calme ; de temps à autre, le petit malade porte la main à la partie supérieure et droite de la tête. On applique sur les membres inférieurs des sinapismes qui sont bien supportés.

Vers deux heures du matin, les cris cessent tout à fait, et l'en-

fant s'endort. Sommeil très-calme jusqu'à quatre heures et demie.
A ce moment il paraît assez bien remis.

Le 29, à la visite, on trouve l'enfant réveillé ; mais il ne paraît
pas reconnaître les personnes qui l'entourent. La céphalalgie persiste. Il n'y a pas de dilatation pupillaire. Le pouls est à 92, la
peau médiocrement chaude, la face pâle. Il a un peu de diarrhée.
— Jalap, 1 gr.; sinapismes.

Le 30, le pouls est à 116, un peu faible. Les convulsions n'ont
pas reparu et la céphalalgie a entièrement cessé. Il n'y a plus
de traces d'œdème. La veille, le jalap a provoqué plusieurs selles,
bien qu'il ait été vomi en partie. La diarrhée persiste encore.

Du 2 décembre au 8, le pouls se ralentit de nouveau. Il tombe
entre 64 et 72. Il y a deux épistaxis le 2 et le 6, et les garde-
robes deviennent plus rares ; mais elles reparaissent promptement
sous l'influence des purgatifs. Il n'y a aucun symptôme cérébral.
L'œdème ne reparaît pas, et les urines, citrines, à peine albumineuses dès le 2, ne donnent le 5 qu'un très-léger précipité par la
chaleur, et sont tout à fait normales le 8.

Le 15 déc. A part une épistaxis le 13, et un état anémique modéré
(pâleur générale, prolongement du premier bruit du cœur à la
base, souffle artériel léger), l'enfant va très-bien, et la guérison
peut être considérée comme définitive.

Quelques jours après (18 décembre), il quitte le service complétement remis.

OBSERVATION XVI.

Anasarque albuminurique aiguë, survenue dans le cours d'une affection cutanée
chronique. — Rêvasserie, céphalalgie, somnolence. — 2 attaques éclamptiques
le même jour. — Amaurose. — Coma de courte durée. — Guérison.

Le 2 mai 1865, entre à l'hôpital Sainte-Eugénie, service de
M. Bergeron, salle Saint-Joseph, le nommé B... (Edouard), âgé
de 12 ans.

Les parents de cet enfant donnent sur son compte les renseignements suivants : Il a été soigné à diverses reprises pour une
affection de la peau qui, après avoir débuté quand il n'avait pas
encore 1 an, était presque guérie lorsqu'il atteignit l'âge de
7 ans et demi. Néanmoins il en aurait toujours conservé des traces

jusqu'a l'époque actuelle, et le 16 avril cette éruption aurait reparu au visage et aux jambes. Depuis huit jours, elle s'est compliquée d'un gonflement douloureux des bourses, des cuisses et du bas-ventre. En même temps, l'enfant a eu de la fièvre, de la diarrhée, de l'inappétence et de l'insomnie. Pendant deux jours, au début, la miction a été suspendue.

Le 3. La peau est partout chagrinée, sèche, squameuse par places, semblable à la peau de l'ichthyose. Cet état est surtout prononcé au front, sur les joues, aux jambes et aux membres supérieurs. Sur le ventre, la desquamation est furfuracée. Toute la région sous-ombilicale est le siége d'un œdème sous-cutané, avec rougeur du tégument externe au-dessus des pubis. Même apparence, plutôt phlegmoneuse qu'œdémateuse, à la partie supérieure des cuisses. Le scrotum lisse, tendu, d'un rouge foncé, présente à sa partie inférieure une plaque gangréneuse blanchâtre. Aux jambes, l'infiltration a diminué depuis la veille, mais les pieds sont encore un peu boursoufflés. Il y a du liquide dans la cavité péritonéale, mais le niveau de cet épanchement ne s'élève pas au-dessus du segment inférieur de l'abdomen. Dans la poitrine, la sonorité est obscure des deux côtés, et il y a de l'expiration prolongée à droite, sans râles.

Le pouls est à 84; la peau sans chaleur, la langue saburrale. L'enfant a été un grand nombre de fois à la selle depuis la veille. Dans la nuit, il a eu un peu de rêvasserie, sans symptômes délirants bien caractérisés. — Julep avec extrait mou de quinquina et aconit.

Du 4 au 10 mai, la diarrhée diminue, puis les selles cessent tout à fait. L'œdème est en décroissance aux extrémités, mais il y a de la bouffissure de la face. Les urines prennent une coloration rosée, et donnent un précipité albumineux assez abondant. A dater du 5 ou du 6, le malade se plaint constamment de mal de tête et paraît assoupi. Il n'a ni nausées, ni vomissements. Le pouls est naturel, la peau est un peu chaude; les plaies du scrotum se détergent, et de ce côté il y a une amélioration notable.

Le 11, le pouls est à 84, avec chaleur de la peau. La céphalalgie persiste; elle est maintenant continue. L'état général reste le même.

Le 12, à cinq heures du matin, tout à coup le petit malade pousse un cri et tombe en proie à une attaque éclamptique. La perte de connaissance est absolue pendant les convulsions, et lorsqu'elles s'arrêtent, une salive écumeuse se montre sur les lèvres. Toute la scène n'a duré que quelques minutes. Au moment de la visite, la connaissance est parfaitement revenue ; la peau est sans chaleur, le pouls à 84.

Les urines, rosées, se troublent légèrement par la chaleur seule. Mais le précipité se redissout dans un excès d'acide azotique.

Le 13, au matin, la céphalalgie persiste avec un peu de somnolence ; mais l'attaque épileptiforme de la veille ne s'est pas reproduite.

Le même jour, à cinq heures du soir, survient une nouvelle crise éclamptique. Les convulsions sont générales et prédominent du côté gauche. Au bout d'un quart d'heure l'enfant reprend connaissance, mais la vue reste complétement abolie.

Le 14. Depuis la veille au soir, à dix heures, le malade est resté plongé dans un sommeil profond, d'où on n'a pu le faire sortir pour lui donner à manger. Cet assoupissement persiste, quoiqu'à un moindre degré. La respiration est lente, irrégulière. La céphalalgie est continue ; les pupilles sont contractiles, mais la cécité reste aussi absolue que la veille. Les réponses sont lentes, mais justes. — Jalap, 1 gramme.

Dans la journée, l'enfant demeure abattu. Le pouls est à 100 ; la face conserve une teinte violacée. Le jalap, ayant été vomi presque entièrement, ne provoque qu'une seule selle. Cependant la nuit est bonne et se passe sans nouveaux accidents convulsifs.

Le lendemain, 15, à la visite du matin, on trouve l'enfant bien éveillé et gai : le facies est bon, la peau sans chaleur ; le pouls à 104. La vue est nette et la céphalalgie a disparu.

Les jours suivants l'amélioration se soutient : il n'y a plus aucun symptôme cérébral.

De plus, dès le 17, la bouffissure du visage tombe complétement, et il ne reste plus d'œdème qu'à la partie supérieure des cuisses et à l'hypogastre.

Le 19, l'état général est des plus satisfaisants, et à quelque temps de là, le malade quitte l'hôpital entièrement rétabli.

OBSERVATION XVII.

Œdème dans le cours d'un état cachectique. — Éclampsie. — 3 attaques successives — Mort dans le cours de la troisième. — Autopsie : hyperémie méningée,
congestion rénale, albuminurie constatée après la mort.

Le nommé P.... (Alcide), âgé de 14 ans, entre à l'hôpital Sainte-
Eugénie le 23 janvier 1866, dans le service de M. Bergeron, salle
Saint-Joseph.

C'est un enfant scrofuleux, malade depuis longtemps. Sujet dès
ses premières années aux affections des voies respiratoires, il a
été traité à Saint-Joseph, il y a six mois, pour une bronchite chronique. Depuis un mois, les pieds enfleraient quelquefois.

Actuellement les pieds ne sont pas œdématiés, mais le visage
est un peu bouffi et pâle. La peau est sèche, et l'enfant, parait-il,
transpire peu depuis quelque temps. Le pouls est assez lent et
petit (70 pulsations). Le cœur est sain. L'appétit est nul, la soif
vive; il n'y a ni vomissements, ni diarrhée. L'ouïe est un peu
dure; le malade n'accuse pas de céphalalgie.

Jusqu'au 20 février, l'observation de ce malade ne présente
rien de bien saillant. L'auscultation a révélé dès le début la présence d'un épanchement modéré dans le péricarde : l'œdème reste
stationnaire. L'enfant tousse beaucoup et présente tous les symptômes locaux et généraux auxquels donnent lieu, en général,
les dilatations bronchiques.

Du 20 au 25, l'œdème du visage augmente; mais il n'y a plus
trace d'infiltration des membres inférieurs. A partir du 23, on remarque chez le jeune malade une tristesse insolite.

Le 25, éclate subitement une attaque éclamptique, à laquelle
deux autres attaques succèdent coup sur coup. Il y a du strabisme convergent, et la face présente une coloration bleuâtre pendant les deux premiers accès. L'enfant meurt très-rapidement par
asphyxie au milieu du troisième. La durée de chaque paroxysme
a été de quatre à cinq minutes.

Après la mort on vide la vessie, et on trouve l'urine albumineuse. La chaleur et l'acide azotique déterminent successivement
un précipité assez abondant. Quelques jours avant, cet examen
n'avait donné que des résultats négatifs

Autopsie. Le cerveau est parfaitement sain. Pas de traces d'épanchement ni d'œdème. Il n'y a que de l'hyperémie méningée. Les deux reins ne sont que fortement congestionnés, comme au début de l'albuminurie aiguë. La rate est hypertrophiée. Du côté des poumons, il y a des dilatations bronchiques en grand nombre, de l'emphysème vésiculaire et des adhérences pleurales cellulo-fibreuses abondantes.

OBSERVATION XVIII.

Maladie de Bright au début chez un sujet scrofuleux. — Accidents convulsifs passagers, précédés de somnolence et de vomissements. — Haleine non ammoniacale. — Amélioration.

R.... (Henri-Victor) est admis, le 14 août 1863, dans le service de M. Bergeron, salle Saint-Joseph, à l'hôpital Sainte-Eugénie.

Ce garçon, actuellement âgé de 5 ans et demi, aurait déjà été saigné à l'âge de 8 mois pour une albuminurie, et aurait été malade jusqu'à 16 mois. C'est un enfant scrofuleux : il a eu de la gourme à diverses reprises. Depuis quelques jours, ses jambes ont enflé au point de l'empêcher de marcher. Il s'est plaint en même temps de la gorge. Depuis quatre jours il a de la fièvre, de l'anorexie et des vomissements.

État actuel : Le pouls est à 84 ; la peau sans chaleur. La face est un peu bouffie ; les paupières en particulier présentent une infiltration marquée. La langue est blanchâtre ; le ventre un peu météorisé, mais indolore. Il n'a ni diarrhée ni constipation. Il ne vomit pas, mais il a des nausées fréquentes, surtout quand il essaie de manger. La toux est fréquente et humide ; on ne trouve à l'auscultation que quelques râles ronflants disséminés à droite. — Ipéca.

Du 16 au 21, l'observation ne présente rien de particulier, sinon qu'on trouve dans les urines une notable proportion d'albumine, et que les lombes, ainsi que l'abdomen, sont sensibles à la pression. — Ventouses sèches sur les reins, bains tièdes. Extrait de quinquina et chlorate de potasse en potion.

Le 21, à partir de deux heures de l'après-midi, l'enfant paraît assoupi. Il mange à peine le soir à son dîner, et vers dix heures, après avoir vomi deux ou trois fois coup sur coup, il est saisi de convulsions qui persistent jusqu'à minuit; puis il s'endort, et, le lendemain matin, il se réveille naturellement et se met à jouer comme à l'ordinaire.

Le 22, à la visite, on le trouve dormant depuis un quart d'heure au plus. Au bout d'un instant, il se réveille d'une façon très-naturelle. Les pupilles sont contractées. Le pouls est petit, à 112. La peau chaude et moite. Un bouchon de verre, trempé dans l'acide chlorhydrique et placé devant la bouche du petit malade, ne dégage pas de fumées blanches. Le ventre est très-tendu et douloureux à la pression. Il y a de l'ascite. — Huile de ricin, chiendent nitré.

Depuis ce jour, les phénomènes cérébraux n'ont pas reparu. Dès le 24 août, l'état général était satisfaisant. Le 29, l'œdème avait notablement diminué, et, à part quelques signes de bronchite, l'enfant était en bonne voie de guérison. Cette amélioration s'est soutenue jusqu'au 2 octobre, époque à laquelle l'enfant a pu quitter le service, sans avoir éprouvé de nouveaux accidents.

OBSERVATION XIX (1).

Mal de Bright au début ou dans la période intermédiaire (forme subaiguë). — 2 attaques convulsives légères coïncidant avec l'apparition d'un œdème pulmonaire suraigu. — Amélioration momentanée, puis aggravation et passage à l'état chronique.

N*** (Zélie), âgée de 13 ans et demi, entre le 17 octobre 1867 dans le service de MM. Triboulet, salle Sainte-Marguerite, numéro 22.

Bien portante jusqu'à ces derniers temps, elle a eu récemment les jambes enflées à diverses reprises. Depuis huit jours seulement l'enflure est devenue générale, et elle s'est mise à tousser.

C'est une fille de grande taille, de constitution robuste, d'un embonpoint satisfaisant, mais bouffie, avec le fond du teint pâle et mat. Les tissus offrent partout une sensation d'empâtement, d'infiltration. On remarque sur les jambes des taches de purpura et de véritables ecchymoses sous-épidermiques. Pas d'épanche-

1. La partie de cette observation qui a trait aux accidents cérébraux nous est seule personnelle. Nous devons le commencement et la fin de l'histoire de cette malade à M. Triboulet, qui a bien voulu mettre ses notes à notre disposition.

ment ascitique. Du côté de la poitrine, sonorité un peu diminuée aux bases. A ce niveau on distingue des bulles fines, qui indiquent un peu d'œdème pulmonaire. Cependant, partout ailleurs, le murmure respiratoire est ample et pur. Le pouls est large, à 96. Rien au cœur. Aucun symptôme cérébral, à part un peu d'*apathie.*

Les urines sont légèrement sanguinolentes et laissent déposer un sédiment briqueté. Les reins, le droit surtout, sont sensibles à la pression. L'enfant est sujette à la diarrhée (3 ou 4 garderobes par jour). Selles jaunes et liquides. Le ventre est gros, rénitent, douloureux. La langue est saburrale; la bouche amère.

Elle a des pertes blanches.

Au moment de la visite, elle a eu une *épistaxis.* — Chiendent; sirop de cerises; potion diurétique; éther nitrique, 30 gouttes; sirop des cinq racines, 20 grammes.

Le même jour, à deux heures de l'après-midi, étant de garde, je suis appelé en toute hâte vers cette malade, et je la trouve dans l'état suivant : dyspnée intense, efforts violents pour l'inspiration, avec contraction des muscles du cou et dépression de l'épigastre, pâleur extrême de la face avec un peu de cyanose des lèvres Pouls imperceptible; tendance au refroidissement. La respiration, en même temps qu'accélérée (66 par minute), est bruyante. Un gros râle trachéal s'entend à distance. A l'auscultation, on ne distingue absolument rien que le retentissement de ce bruit. La percussion donne partout une demi-sonorité.

La sœur me dit qu'elle m'a fait demander parce que, brusquement, pendant qu'elle causait avec ses parents, l'enfant est tombée sans connaissance. En même temps les yeux se sont renversés, la figure s'est contractée; mais on n'a remarqué aucun mouvement du tronc ni des membres. Puis, l'enfant est restée immobile, pâle, et comme en syncope. La respiration, un instant suspendue, a repris alors; mais elle était très-embarrassée, et, la connaissance revenant, la dyspnée a persisté. Il y a eu, dans le lit, une évacuation involontaire.

Des sinapismes sont déjà appliqués aux jambes. J'ordonne des ventouses en nombre indéterminé, une position demi-couchée, 10 grammes d'eau-de-vie allemande quand les phénomènes dyspnéiques auront un peu diminué, et 05 centigrammes d'émétique dans le cas où la poitrine s'embarrasserait davantage. Les ventouses sèches donnent un peu de soulagement, et l'enfant pousse des cris pendant qu'on les lui applique, ce qui prouve que la sensibilité générale est intacte. La respiration, toujours accélérée, exige des efforts moins énergiques. *Même absence de signes à l'auscultation.* Je quitte la malade en pleine connaissance.

Environ une demi-heure après la première alerte, on vient me dire qu'elle a eu une nouvelle attaque, et qu'elle est presque mourante. Cette fois, les yeux se sont renversés, la face a grimacé à plusieurs reprises, et, pendant une ou deux minutes au plus, les extrémités inférieures et supérieures ont été agitées de mouvements convulsifs.

A mon retour, je trouve la malade dans une immobilité absolue. Les yeux sont fermés, le pouls nul, la respiration stertoreuse et plus embarrassée que la première fois. Un liquide écumeux s'écoule par la bouche. La face, les extrémités sont cyanosées, et le corps entier tend à se refroidir. L'enfant n'a pas sa connaissance. On l'administre sans qu'elle s'en doute. Elle ne paraît pas sentir les sinapismes. Nous appliquons alors sur les extrémités des compresses d'eau vinaigrée et bouillante. Les deux premières applications provoquent seulement quelques mouvements, mais la troisième arrache des plaintes à la malade, et aux suivantes elle crie, s'agite, et finit par ouvrir les yeux. En même temps, la poitrine semble se dégager peu à peu, et la respiration tout en restant fréquente devient sèche. L'enfant se met alors à tousser et reprend tout à fait connaissance. Elle regarde les assistants et cherche à répondre aux questions, mais elle a la parole embarrassée. Le pouls est petit et fréquent, mais appréciable. L'auscultation, vu sans doute la brièveté des mouvements respiratoires, ne donne encore que des signes négatifs. La vue est conservée, les pupilles normales. Pas de strabisme. La sensibilité est partout intacte. Pas d'apparence de paralysie ni de contracture. La face est pâle et fraîche.

On lui fait terminer la potion d'eau-de-vie allemande dont elle a déjà bu la moitié.

A cinq heures, je la trouve très-soulagée. Elle répond bien aux questions. Pouls, 132. Respiration, 54, accélérée, mais bien plus facile. A l'auscultation, *râles crépitants très-fins* dans toute l'étendue de la poitrine, en avant comme en arrière. Ils sont surtout très-nombreux aux bases. La percussion donne partout un son égal, un peu obscur. L'élasticité normale est diminuée inférieurement. Pas d'odeur ammoniacale, *pas de réaction alcaline de l'haleine*. Du moins elle ne modifie en rien le papier acidifié.

Le 28. La nuit a été calme. Il y a eu trois selles liquides abondantes. Ce matin, l'enfant se sent mieux. Pouls, 66. Peu de chaleur. Langue sale, anorexie. La respiration est relativement calme. A l'auscultation, râles crépitants moins nombreux que la veille. Ils se limitent à la moitié ou au tiers inférieur des deux poumons. La toux persiste, un peu sèche, non quinteuse. La tête est libre et l'intelligence est parfaite. La malade me donne, sur les circonstances qui ont précédé l'apparition des accidents, les renseignements suivants : *elle n'avait plus de diarrhée* ces derniers jours. Son enflure avait un peu diminué le jour de l'entrée. Depuis la veille, elle souffrait d'un mal de tête assez intense, limité à la région frontale. Enfin, elle a toujours uriné librement.

Le même jour, à la visite, M. Triboulet institue le traitement suivant : pilules écossaises, potion diurétique ; sinapismes ; enveloppements de ouate.

Le 30. Les urines, encore rosées et sédimenteuses, contiennent une grande quantité d'albumine. Pas de nouveaux accidents....

Du 1er au 12 novembre, l'état général s'améliora. Cependant il y eut une nouvelle congestion séreuse pulmonaire le 4 novembre ; elle s'accompagna d'un accès de suffocation moins intense que les précédents, et d'une *épistaxis*. Puis, les jours suivants, les signes stéthoscopiques s'effacèrent graduellement.

Mais, à partir du 12, la maladie de Bright fit de nouveaux progrès ; l'albuminurie augmenta, les reins devinrent plus douloureux, l'anasarque plus considérable malgré les drastiques et les bains de vapeur. L'enfant avait de la fièvre tous les soirs.

A partir du 1er décembre, elle alla de plus en plus mal : vomissements, fièvre, oppression croissante, pouls petit et faible ; pâleur extrême, extrémités très-œdématiées et froides.

Enfin, le 28 décembre, elle quitta l'hôpital pour aller mourir chez ses parents.

OBSERVATION XX.

Maladie de Bright aiguë sans cause appréciable. — Convulsions et troubles de la vue au début. — Un mois après, nouvelle attaque convulsive avec amaurose, précédée de vomissements, de constipation et de céphalalgie. — Absence d'œdème. — Durée totale de la maladie, deux mois et demi. — Guérison.

Le 21 novembre 1865, est entré à l'hôpital Saint-Eugénie, service de M. Barthez, salle Saint-Benjamin, n° 29, un garçon nommé Simon, âgé de 9 ans.

Renseignements : il est malade depuis un mois. Au début, il s'est plaint de maux de tête qui se sont accompagnés de vomissements. Puis il a eu des convulsions suivies de troubles de la vue. Peu à peu il s'est rétabli et s'est bien porté pendant une quinzaine de jours; mais depuis quelques jours il a été repris de *céphalalgie* et a *vomi plusieurs fois.* La face n'est pas bouffie; il n'y a d'œdème dans aucun point du corps.

Le 21 novembre, peu de temps après son admission dans les salles, vers trois heures de l'après-midi, cet enfant est pris de convulsions épileptiformes qui se répètent pendant une demi-heure environ. Les mouvements sont généraux, mais très-prédominants à côté droit. Après l'attaque, prostration profonde, qui persiste toute la soirée. Dans la nuit, nouveaux accidents convulsifs qui durent environ un quart d'heure.

Le 22. L'enfant souffre d'un mal de tête si violent qu'il lui arrache des cris. Il a sa connaissance, mais il est abattu et assoupi. La vue est complétement abolie; pupilles normales. Pas de paralysie. Il a vomi avant ses attaques, et les matières vomies ont été d'abord muqueuses, puis bilieuses. Actuellement, aucun appétit; pas de nausées. Il est constipé.

Le 23. L'enfant a beaucoup souffert de la tête toute la journée d'hier. Un lavement a provoqué des évacuations. Ce matin, moins de céphalalgie. La cécité est toujours à peu près absolue. Cependant, l'enfant reconnaît vaguement le côté d'où vient le jour. L'intelligence est bien revenue. Les forces musculaires sont intactes; il se tient debout sur son lit sans difficulté.

Les urines sont d'un rouge foncé et déposent un sédiment brunâtre abondant. Les réactifs y décèlent la présence d'une grande quantité d'albumine et d'une forte proportion d'urates.

Au microscope, le dépôt est constitué par des cylindres hyalins et des cylindres à épithélium granuleux. De plus, on trouve dans l'urine et dans le dépôt quelques globules sanguins, un assez grand nombre de leucocytes et divers cristaux, entre autres du phosphate ammoniaco-magnésien. Pas de graisse.

Le 24. La nuit a été très-calme. Ce matin, la céphalalgie a considérablement diminué; la vue revient sensiblement; cependant le malade ne peut encore lire même les gros caractères. Peau assez chaude. Pouls fréquent. La langue est rouge sur les bords et sèche. Quand l'enfant se tient debout, il a comme des étourdissements; après un lavement purgatif, il a eu une garde-robe abondante.

Le 25. L'examen ophthalmoscopique ne donne que des renseignements négatifs, à part un peu de congestion rétinienne.

Le 26. La vue paraît complétement revenue. Le petit malade est encore un peu étourdi; pas de fièvre; les selles sont naturelles; les urines sont encore rouges et donnent un dépôt brunâtre assez abondant; elles précipitent par la chaleur et l'acide azotique. Aucune apparence d'œdème.

A partir de ce moment le sang a diminué dans les urines, mais l'albuminurie a persisté encore un certain temps, l'état général s'améliorant de plus en plus. Le 18 décembre, la santé était excellente; l'urine ne contenait plus que des traces d'albumine. Enfin, le 7 janvier 1866, l'enfant quittait l'hôpital complétement guéri.

OBSERVATION XXI.

Anasarque albuminurique aiguë. — 2 attaques éclamptiques. — Persistance de la seconde pendant deux heures. — Inefficacité de la saignée. — Bon résultat des inhalations de chloroforme. — Coma prolongé. — Amélioration générale passagère. — Diarrhée incoërcible avec vomissements et somnolence. — Mort cinq ou six semaines après les attaques.

Le nommé Rab..., musicien ambulant, est admis le 14 octobre 1865, dans le service de M. Barthez, salle Saint-Benjamin, n° 25, à l'hôpital Sainte-Eugénie.

Bien portant jusqu'à ces derniers temps, il a été exercer sa profession à Londres, où il lui est arrivé plusieurs fois de coucher sur la terre humide. Il y a un mois, sans maladie aiguë, sans éruption antérieure, il est devenu enflé. Revenu de Londres il y a une semaine, il a remarqué que, depuis son retour, cette enflure avait beaucoup augmenté. Il ne souffre nulle part.

Etat actuel. — Anasarque considérable ; extrémités inférieures très-infiltrées avec ulcérations au niveau des malléoles. La langue est un peu rouge, sans enduit. L'appétit paraît conservé. Pas de diarrhée ; il est allé une fois à la selle depuis la veille. Ventre souple ; pas d'ascite. Rien au cœur ; rien du côté de l'appareil pulmonaire.

Les urines donnent un précipité abondant par l'acide azotique et par la chaleur seule.

Du 16 au 23. Même état ; il prend deux bains de vapeur.

Le 23. La bouffissure a diminué ; les urines contiennent de l'albumine et du sang pur ; l'enfant se lève.

Le 25. On apprend que la veille au soir l'enfant a eu brusquement une attaque d'éclampsie ; les convulsions se sont répétées pendant environ une demi-heure. Un vomissement avait immédiatement précédé l'attaque.

Ce matin, le malade va bien. Aucun accident consécutif. — Ventouses scarifiées sur les reins.

Le 26. La journée d'hier a été bonne et la nuit calme ; la peau est sèche et chaude ; l'urine contient toujours du sang pur. On remarque sur la lèvre inférieure une ulcération irrégulière, provenant sans doute de ce qu'il s'est mordu pendant les convulsions (Séné en lavement).

Le même jour, dans l'après-midi, surviennent subitement et coup sur coup deux nouvelles attaques éclamptiques. On fait appliquer 4 sangsues derrière les oreilles.

A six heures du soir, les convulsions recommencent et se succèdent sans interruption ; elles sont surtout marquées du côté droit ; la face est fortement cyanosée. On pratique une saignée de 150 grammes qui ne produit aucune amélioration. Pendant deux heures, on compte environ 20 attaques successives ; et à huit heures, les convulsions n'ont rien perdu de leur intensité. On se décide alors à administrer le chloroforme ; les inhalations sont continuées pendant dix minutes, et au bout de ce temps, les attaques cessent pour faire place à une résolution générale. Un état comateux profond succède au sommeil anesthésique.

Le 27. L'enfant a été dans le coma toute la nuit.

Ce matin, collapsus complet. Respiration lente, sans stertor ; pouls lent et faible ; pâleur générale de la face ; les pupilles sont contractées. L'œdème de la face et du tronc a très-notablement diminué. On diagnostique une compression cérébrale par épanchement séreux.—Vésicatoires sur les cuisses ; sinapismes aux jambes.

Le 27 au soir. L'état comateux persiste au même degré. — Lavement de sel.

Le 28 au matin. La connaissance paraît revenir peu à peu, mais l'enfant est très-abattu ; pouls faible et lent.

Le 29. La connaissance est tout à fait revenue ; le petit malade conserve seulement un peu de lenteur dans les idées ; l'urine ressemble par sa couleur à du bouillon salé. Elle est albumineuse, mais beaucoup moins que les jours précédents.

Le 30. Amélioration très-sensible ; l'œdème diminue.

Le 31. Le sang augmentant dans l'urine, on ordonne des ventouses scarifiées sur les lombes.

Le 2 novembre, on note une diarrhée assez intense, qui a paru depuis peu de jours ; la soif est très-vive. Il y a toujours plus d'hématurie. — Diascordium, 4 gr.

Du 3 au 8, les selles deviennent de plus en plus fréquentes ; elles sont grisâtres et liquides, puis séreuses. Il s'y joint des vomissements ; le pouls est vibrant, la soif très-vive ; l'œdème disparaît presque complètement.

Le 8. On trouve l'enfant abattu et somnolent. — *Traitement :* Suppr. le diascordium. Extrait d'opium 0 gr. 01, d'heure en heure ; collodion riciné sur le ventre.

Les jours suivants, la diarrhée ne diminue pas, malgré les moyens précédents, malgré des potions et des lavements au nitrate d'argent, malgré le rhum. L'abattement augmente et la somnolence devient continuelle ; le pouls est petit et très-lent. Les urines sont peu albumineuses. A partir du 21, les vomissements reparaissent ; l'enfant s'affaiblit et se refroidit. Le 1er décembre, on reconnaît que les urines ne contiennent plus de traces d'albumine ; la diarrhée persiste ; l'enfant s'en va ; enfin, il meurt le 6 décembre.

L'autopsie n'a pu être faite.

OBSERVATION XXII.

Œdème léger de la face, très-probablement consécutif à une scarlatine. — Albuminurie non recherchée. — Au début, miction presque supprimée, constipation.
— Convulsions épileptiformes. — Mouvements convulsifs partiels. — Demi-
coma. — Impossibilité de parler. — Guérison.

Champ... Augusta, âgée de 9 ans, entre le 10 avril 1856 à Sainte-
Eugénie, salle Sainte-Mathilde, n° 24, service de M. Barthez.

Cette petite fille est malade depuis deux ou trois jours. On a
remarqué, dès le début, que sa figure était bouffie. En même
temps, elle a eu des nausées et quelques vomissements. Le 9,
veille de l'entrée, à 5 heures de l'après-midi, elle a eu comme une
attaque caractérisée par une roideur générale, avec perte de connaissance pendant quelques minutes. Cette première attaque a
cessé lorsqu'on l'a mise dans son lit. Pendant la nuit, il y a eu
plusieurs crises semblables à la première ; elles se sont accompagnées de vomissements très-nombreux, très-abondants, d'abord
de nature glaireuse, puis franchement bilieux. De trois heures à
onze heures du matin, elle a dormi tranquillement ; mais à onze
heures est survenue une nouvelle crise, très-forte, d'une heure
environ, avec mouvements saccadés des membres, distorsion du
visage et écume à la bouche. Les attaques précédentes avaient été
marquées seulement par la roideur, l'extension forcée des bras,
la rougeur de la peau au début, et des cris aigus et répétés à la
fin. Elle ne se plaint presque pas de la tête. *Pas de selles depuis la
veille. Elle n'a uriné qu'une fois.*

A une heure et demie, lorsqu'elle est admise à l'hôpital, l'enfant
est plongée dans un coma profond, dont on a beaucoup de peine à
la tirer. Pouls 124. Les yeux sont à demi-ouverts, les pupilles
contractées, la face un peu violacée, ainsi que les extrémités supérieures et les pieds. Respiration profonde, suspirieuse, peu accélérée.

11 Avril. Une partie de la nuit s'est passée dans le coma, avec

1. Bien que cette observation présente une lacune importante, puisque l'état
des urines n'est pas noté, il ne peut y avoir aucun doute sur la véritable nature
des accidents observés ; elle est d'ailleurs très-complète à d'autres égards, et il en
est peu où les symptômes cérébraux soient décrits avec autant de soin.

quelques mouvements spasmodiques des bras et des mains par intervalles. Puis elle a eu du délire, ou du moins elle a été très-agitée, sans parler, puis enfin elle est retombée dans le coma. Elle a vomi plusieurs fois depuis hier, mais *n'a pas eu de selles*.

Ce matin, on a beaucoup de peine à la réveiller et il est impossible de la faire parler. Les pupilles sont normales; seulement elle paraît fuir la lumière et cache sa tête dans ses coussins. Pouls, 96. Peu de chaleur. — La face est cependant très-colorée. — Rien à l'auscultation. Sur les avant-bras et les membres inférieurs, on remarque une *desquamation par plaques*. — Sinapismes, 8 sangsues.

Les sangsues ont été appliquées à deux heures. L'écoulement du sang a paru réveiller à moitié la malade. Elle a parlé un peu, mais à voix très-basse.

Le soir, vers 5 heures, l'interne du service la trouve dans l'état suivant:

Elle est couchée sur le côté droit, la tête appuyée sur la main droite: de minute en minute le *membre thoracique gauche* est agité de mouvements convulsifs.

Ce sont de petits soubresauts rapides, avec élévation et abaissement alternatifs de l'épaule. Parfois, en même temps que les convulsions de l'épaule, il y a des contractions spasmodiques de la peau du front et des clignements d'yeux. Le reste du corps est immobile.

Pouls à 108, plus plein, plus résistant que le matin. — Chaleur moyenne de la peau. Respiration lente et profonde. Alternatives de rougeur et de pâleur de la face. Par moments, elle pousse quelques soupirs ou quelques gémissements plaintifs. Des piqûres d'épingle un peu fortes la réveillent à moitié et la font pleurer, mais c'est à peine si elle retire la main pour les éviter.

Bientôt, mieux réveillée encore, elle boit facilement et semble se reconnaître un peu, mais on voit que les conceptions restent très-lentes. Elle ouvre la bouche quand on lui dit de tirer la langue, mais elle oublie de la montrer. Elle a l'air de vouloir répondre aux questions, elle remue les lèvres, mais ne peut parvenir à articuler les mots. Il est à remarquer que du moment où elle est sortie de sa torpeur, les mouvements convulsifs ont cessé.

Un peu plus tard, nouveau progrès. A force de l'exciter à parler en la questionnant, on obtient une réponse. Elle dit *qu'elle ne souffre que de la tête*. Les yeux sont bien ouverts, mais les pupilles sont dilatées et le regard incertain.

La langue, qu'elle finit par tirer, est un peu saburrale. Elle n'a eu ni vomissements, *ni selles* depuis le matin.

Bientôt, abandonnée à elle-même, l'enfant est retombée dans sa somnolence, et les mouvements convulsifs ont reparu.

Le 12. — La veille au soir, les convulsions ont pris plus d'intensité que dans la journée. Ce matin, même état comateux que la veille. On a beaucoup de peine à l'en tirer. Toujours des rougeurs passagères de la face. Il n'y a pas eu une seule selle.— Calomel 1 gramme, sinapismes.

Le 13. — Elle va mieux, le visage est naturel; elle est bien réveillée. Cependant, quand elle essaie de parler, elle ne peut y parvenir.

Le 14. — La journée d'hier et la nuit ont été bonnes. Pas de nouvelles convulsions. Elle a été une fois à la garde-robe. Le visage est tout à fait naturel, le regard bon; elle parle mieux.

Le 15. — Elle va de mieux en mieux; l'appétit est revenu.

Le 18. — Elle est complétement remise et se lève. Enfin le 20 avril, on la renvoie guérie chez ses parents.

OBSERVATION XXIII.

Anasarque albuminurique aiguë consécutive à la scarlatine. — Convulsions générales sans prodromes. — Surexcitation cérébrale, loquacité, agitation et insomnie à la suite des convulsions. — Signes d'œdème pulmonaire au moment du début de l'encéphalopathie. — Amélioration générale consécutive. — Guérison.

Le nommé J. Jules est entré, le 8 octobre 1866, à l'hôpital Sainte-Eugénie, salle Saint-Benjamin, n° 6.

Ce garçon, âgé de 7 ans, fut traité jusqu'au 11 décembre par M. Barthez, pour une péritonite chronique à la suite de laquelle une collection purulente se fit jour au niveau de l'ombilic par une ouverture spontanée qui demeura longtemps fistuleuse. L'état général et local était peu satisfaisant, lorsque le 11 décembre l'enfant prit la scarlatine. Cette affection fut d'ailleurs bénigne, et, jusque vers le fin de l'année, l'examen des urines ne donna que des résultats négatifs. Le 31 décembre cependant, pour la première fois, on y découvrit de l'albumine.

4 janvier. La chaleur et l'acide donnent un précipité assez abondant. L'urine est sale. Il y a de la bouffissure de la face.

Le 10. Depuis un ou deux jours, l'enfant a de la peine à uriner. Les bourses et la verge sont le siége d'une infiltration œdémateuse considérable. Du côté de la poitrine, un peu de matité aux deux bases, en arrière et surtout à droite. Diminution du murmure respiratoire au même niveau. Quelques ronflements disséminés.

Le 11. Moins d'albumine dans les urines. Le ventre est moins dur, moins tendu, et la suppuration ombilicale diminue. L'enfant avait de la diarrhée au début. Il n'en a plus depuis quelques jours. L'œdème a gagné les membres.

Le 12. Il n'y a plus qu'un léger nuage albumineux dans l'urine. Le petit malade tousse. Dans toute l'étendue des poumons, mais surtout aux deux bases, on distingue *des râles sous-crépitants fins*. L'oppression est modérée.

Le 14. La veille au soir, sans prodromes apparents, l'enfant a été pris de convulsions. Elles étaient générales. « Il remuait, dit la sœur, les bras et les jambes et écumait. » De sept à neuf heures, ces attaques persistèrent sans interruption ; puis, de neuf à dix, le petit malade resta sans parler.

Ce matin, la figure paraît moins bouffie ; les yeux sont animés et brillants ; la face colorée. L'enfant parle beaucoup et semble très-surexcité ; il manifeste une gaieté tout à fait inaccoutumée, car précédemment il était plutôt tranquille et silencieux.

L'état général n'est pas mauvais ; il a eu trois selles naturelles. L'albuminurie est beaucoup plus prononcée. Précipité épais par l'acide. — Huile de ricin, 15 gr.

Le 15. L'excitation cérébrale notée hier matin a persisté toute la journée ; elle a même été en augmentant. Loquacité intarissable et agitation continuelle.

La nuit, il n'a pas fermé l'œil, bien qu'on lui eût administré une pilule d'opium hier au soir.

Le matin, il est plutôt abattu. Le pouls est fréquent et la peau chaude.

Le 16. Amélioration marquée. Apyrexie. *Les signes d'œdème pulmonaire ont disparu*. A l'auscultation, on n'entend plus que quelques râles sibilants. L'œdème des membres a également diminué. Le ventre ne coule presque plus. Moins d'albumine dans l'urine.

Du 17 au 19. Les symptômes cérébraux sont complétement calmés. Le mieux continue. Les urines, peu colorées, peu sédimenteuses, donnent un léger nuage par la chaleur et l'acide. Au microscope, nous ne trouvons que des cellules rénales en petit nombre, quelques globules sanguins et beaucoup de leucocytes.

Les jours suivants, l'amélioration est rapide.

Le 26. Le ventre est fermé et ne coule plus ; l'enfant tousse à peine ; il a un appétit exagéré. La bouffissure de la face a considérablement diminué, mais l'albuminurie persiste à un faible degré.

4 février. Toute trace d'œdème a disparu.

Le 23. L'urine est parfaitement normale, et le petit malade quitte le service le 24 février.

OBSERVATION XXIV.

Anasarque albuminurique aiguë consécutive à la scarlatine. — Pleurésie à droite. — Vomissements. — Convulsions à deux reprises. — Amaurose passagère. — Absence de lésions à l'ophthalmoscope. — Prompte et entière guérison.

Le 28 novembre 1866, entre à l'hôpital Sainte-Eugénie, service de M. Barthez, salle Saint-Benjamin, n° 11, le nommé Paul, âgé de 4 ans. C'est un enfant d'apparence scrofuleuse. Il a un peu d'impétigo du cuir chevelu. Deux jours avant l'entrée, il a commencé à enfler. En même temps, il était oppressé et souffrant. Pas d'autres renseignements. Desquamation caractéristique aux extrémités.

Du 28 novembre au 4 décembre, l'attention est principalement attirée par la complication thoracique. Le son est mat à la base droite ; il y a de la respiration bronchique à ce niveau et quelques ronflements dans toute l'étendue de la poitrine. L'enfant n'a pas d'appétit ; pas de diarrhée. L'anasarque est modérée. La chaleur et l'acide azotique déterminent un léger précipité albumineux dans les urines.

4 décembre. Mêmes phénomènes stéthoscopiques. On ne trouve plus d'albumine dans les urines. L'œdème persiste au même degré. L'enfant n'a pas de diarrhée ; il *vomit* à plusieurs reprises. — Café ; séné, 8 gr.

Le 5. La veille au soir, après avoir pris sa purgation, il a eu successivement deux attaques convulsives, sur lesquelles on n'a pas de détails. Des ventouses scarifiées ont été appliquées à la fin de la seconde. Depuis hier, il n'a pas proféré une parole. Ce matin, les pupilles sont très-dilatées, et la vue semble abolie. — On ordonne une saignée modérée.

Le même jour, une demi-heure après la saignée, il a une nouvelle attaque. Les convulsions sont cloniques, générales; le corps se roidit et se renverse en arrière. Après l'attaque, on note du strabisme.

Le lendemain matin, 6 décembre, il a recouvré la parole. Il entend bien et répond aux questions. La vue semble revenir. On ne découvre aucune lésion à l'ophthalmoscope. Il y a moins de strabisme que la veille. Pouls un peu fréquent, avec chaleur de la peau. La pleurésie persiste; le son et la respiration sont toujours un peu obscurs à droite. Râles ronflants disséminés. Inappétence.

Le 7. Pas d'accidents convulsifs depuis la veille. Il a pris de la nourriture et a été à la selle. Ce matin, il va bien; le pouls est seulement un peu irrégulier.

Le 8. Pas de nouvelles convulsions. Mais l'enfant est assoupi; il pleure par intervalles. Le pouls est toujours irrégulier. Les urines précipitent à froid par l'acide, mais la chaleur redissout le précipité. Rien par la chaleur seule. (Il est à remarquer que les urines n'ont jamais été sanglantes. Les jours suivants, le mieux persiste; l'épanchement pleural se résorbe, l'œdème disparait, et l'enfant quitte l'hôpital le 16 septembre, en pleine santé.

OBSERVATION XXV (1).

Néphrite albumineuse aiguë consécutive à la scarlatine. — Anasarque légère. — Rétention d'urine prolongée. — Selles rares. — Pas de vomissement. — 11 attaques d'éclampsie en trente heures. — Amaurose et céphalalgie persistantes. — Diminution, puis disparition de l'œdème et de l'albuminurie peu de jours après la cessation des accidents cérébraux. — Guérison.

Le 7 octobre 1867, est entré à l'hôpital Sainte-Eugénie, salle Saint-Benjamin, n° 29, dans le service de M. Barthez, le nommé

(1) Cette observation, qui nous est personnelle, appartient à la Société médicale d'observation, où elle a été lue.

Font... André, âgé de 11 ans. Ses parents donnent les renseignements suivants sur la maladie qui l'amène.

Il y a un mois, cet enfant a eu la scarlatine : angine, éruption
cutanée générale, puis desquamation par larges plaques aux mains
et aux pieds, aucun des symptômes caractéristiques de la maladie
n'a fait défaut. Cette scarlatine a d'ailleurs été bénigne, et les parents, croyant, comme il arrive souvent, que leur fils était guéri,
alors que la fièvre était tombée, ne l'ont fait rester au lit que deux
jours. Jusqu'au 1er octobre, il s'est très-bien porté sous tous les
rapports. Mais, à partir de ce jour, il aurait remarqué lui-même
que ses urines devenaient rares. Le 5 au matin, on a aperçu pour
la première fois une légère bouffissure à la face, sous les yeux, en
même temps qu'une enflure limitée aux organes génitaux externes.
Le même jour, l'enfant a été pris d'un malaise général et s'est mis
au lit, se plaignant surtout de la gorge et de la tête. La nuit du
5 au 6 a été assez bonne. Le 6, au matin, c'est-à-dire la veille de
l'entrée, il a refusé de se lever, disant que son mal de tête allait
en augmentant. Ce symptôme a persisté toute la journée au même
degré et dans la nuit du 6 au 7, vers une heure du matin, il a été
pris subitement d'une attaque convulsive dont les principaux caractères paraissent avoir été au début une immobilité passagère,
avec roideur du tronc et congestion de la face; puis, l'instant d'a-
près, des contractions saccadées, violentes, générales, avec renversement des yeux sous les paupières et distorsion du visage.
Ces phénomènes, au bout de cinq minutes environ, ont fait place
à une stupeur de courte durée. Dès le début, la perte de connaissance aurait été complète. En se réveillant, l'enfant disait ne plus
y voir et ne pas savoir qui lui adressait la parole. Depuis ce
moment, il serait complétement aveugle. Dans la journée, cinq
attaques semblables à la première se sont succédé entre 8 heures
du matin et 3 heures et demie; elles ont présenté les mêmes caractères et la même intensité. La dernière a décidé les parents à
demander immédiatement l'admission de l'enfant à l'hôpital, où
il entre vers quatre heures.

Ce garçon n'a pas eu, avant sa scarlatine, d'autres maladies aiguës que la rougeole. Il était seulement un peu délicat et sujet à
des malaises passagers. Il n'a pas eu de convulsion en bas-âge.
Le père et la mère sont bien portants.

7 au soir. Immédiatement appelé dans la salle, je trouve le ma-

lade encore plongé dans le collapsus qui a terminé la dernière attaque. Il est immobile, les yeux sont fixes, la respiration un peu stertoreuse, ni ralentie, ni accélérée. Il paraît d'abord privé de connaissance, mais au bout de quelques minutes, nous voyons cet état de stupeur diminuer graduellement, et l'enfant, devant nous, recouvre promptement toute son intelligence. Il répond bien aux questions, dit son âge, et se plaint de la tête. Il ajoute qu'il n'y voit plus depuis la veille.

Il a parfaitement conservé la mémoire et me donne sur les débuts de sa maladie des détails dont les uns confirment, les autres complètent ce qui nous a été dit par les parents. Il nous apprend qu'il s'était déjà trouvé un peu bouffi quelques jours avant le 5, qu'il a complétement cessé d'uriner depuis trois ou quatre jours et que, depuis huit jours environ, il urinait rarement et très-peu à la fois. C'est un enfant d'apparence lymphatique, aux cheveux blond foncé. Le pouls est à 120, assez fort et régulier. La peau est un peu chaude et sèche; la langue est humide et légèrement saburrale. Peu d'appétit, pas de vomissements, pas de selles. Les jours précédents les garde-robes étaient rares, mais naturelles (2 en quatre ou cinq jours). Il n'y a eu, au dire du malade, ni nausées, ni vomissements soit avant, soit après le début des accidents. Le ventre, modérément tendu, n'est pas sensible à la pression et ne paraît pas contenir de liquide. Il y a seulement un peu d'infiltration de la paroi abdominale vers l'hypogastre. La vessie n'est pas distendue et il n'existe aucun besoin d'uriner. Pas de douleurs localisées au niveau des reins. Le scrotum et le fourreau de la verge sont le siége d'un œdème très-marqué; les membres inférieurs ne présentent aucune trace d'infiltration. Rien au cœur, rien du côté de l'appareil pulmonaire. Bien que la connaissance soit tout à fait revenue, l'expression du visage n'est pas naturelle. La face est légèrement, mais manifestement bouffie. Il n'y a pas de strabisme, mais les yeux sont animés d'un mouvement incessant de va-et-vient dans le sens horizontal. Les pupilles sont largement dilatées, et cependant elles ont conservé toute leur contractilité. Nous constatons l'existence d'une amaurose complète, à part une certaine sensibilité aux impressions lumineuses.

Eau-de-vie allemande, 10 gr.; sinapismes aux jambes; application d'eau froide sur la tête. Potion éthérée.

Le 8, dans la soirée, jusqu'à minuit, les attaques éclamptiques se sont répétées à trois reprises, puis, de minuit à huit heures du matin, elles ne sont plus revenues que deux fois. En même temps qu'elles se sont espacées, leur caractère parait s'être modifié. Elles ont duré, d'après la sœur, de six à sept minutes. Au début il y avait congestion de la face, immobilité et suffocation passagères, puis survenaient des secousses convulsives aux quatre membres, plus prononcées aux membres supérieurs et sans prédominance du côté droit ou du côté gauche. La langue n'a pas été mordue, il n'y a pas eu d'écume à la bouche. Chacune des attaques s'est accompagnée d'une transpiration abondante. Non-seulement l'intelligence était conservée dans leur intervalle, mais même elle a semblé persister dans le cours de chaque paroxysme convulsif. Le malade affirme lui-même n'avoir pas perdu connaissance un seul instant, et, en effet, à diverses reprises il a parlé tandis que les convulsions cloniques agitaient les membres. Une fois même, comme on lui pinçait la peau de la main gauche, il a déclaré ne rien sentir. La purgation a provoqué quatre selles assez abondantes.

Le matin du 8, l'enfant est calme, la face, un peu rouge et congestionnée, est moins bouffie que la veille. La mydriase est moins prononcée, mais non complétement disparue. La cécité est toujours complète ; il y a de plus un peu de strabisme convergent des deux yeux. Il se plaint toujours de la tête avec la même insistance, et compare la douleur qu'il éprouve à des coups qu'il recevrait sur le front. L'intelligence est parfaitement nette.

Le 8 au soir : il n'y a pas eu une seule attaque dans la journée. Le malade a uriné le matin pour la première fois depuis son entrée ; pas de nouvelles garde-robes. Il s'est senti un peu d'appétit et a pris un potage. Le pouls est à 114 et naturel. La céphalalgie persiste au même degré ainsi que l'amaurose.

Le 9, les convulsions ne se sont pas reproduites ; le pouls est à 120 et régulier, la face est colorée, la peau un peu chaude, la langue humide, très-légèrement saburrale ; l'appétit revient ; la vision s'est rétablie presque brusquement et d'une façon complète peu de temps avant la visite ; il n'y a pas de photophobie.

Le 9 au soir, l'amélioration continue ; l'enfant a spontanément une selle liquide très-abondante ; le regard est naturel, les pupilles normales et contractiles, la vue excellente. Il n'y a plus aucun trouble appréciable de la motilité. Pas de paralysie, pas de fai-

blesse des membres, pas de contracture. La peau, qui paraissait
anesthésiée dans le cours des dernières convulsions, est sensible
aux pincements, sans hyperesthésie. La céphalalgie seule n'a point
cédé, seulement elle est modérée et localisée à gauche. Nous constatons que l'œdème de la face et celui du scrotum ont complètement disparu, que le ventre est souple et sonore. Il y a seulement
une très-légère infiltration des membres inférieurs, appréciable
par l'empreinte que laisse le doigt sur la peau au devant des
jambes.

Le 10, l'appétit est bon, les selles naturelles; le pouls est à
90, la peau sans chaleur et sans sécheresse. La céphalalgie s'est
enfin dissipée, et cela dans la matinée. La miction s'est bien rétablie; elle est même, depuis le 9, d'une abondance remarquable.
Les urines, que nous n'avions pu examiner jusqu'à ce jour, sont
claires et sans dépôt. Elles donnent par la chaleur et par l'acide
nitrique un précipité albumineux assez abondant.

Le 11, il n'y a plus trace d'œdème en aucun point du corps.
L'urine présente les mêmes caractères que la veille ; elle contient
cependant moins d'albumine. L'état général est excellent sous
tous les rapports.

A partir de ce moment, la guérison est assurée ; l'albuminurie
va diminuant. Le 12 et le 13, cette décroissance est encore peu
marquée ; mais le 17, les réactifs ne nous donnent plus qu'un
nuage opalin, appréciable seulement sur une grande quantité
d'urine.

Le 26, nous notons à peine quelques traces très-douteuses d'albumine. Les urines sont toujours limpides, abondantes et acides.

Enfin, le 27 octobre, l'enfant nous quitte, radicalement guéri.

FIN DES OBSERVATIONS.

FIN DE LA TABLE

A. PARENT, imprimeur de la Faculté de Médecine, rue Mr-le-Prince, 31.

A LA LIBRAIRIE ADRIEN DELAHAYE.

BAZIN. **Leçons théoriques et cliniques sur la syphilis et les syphilides** considérées en elles-mêmes et dans leurs rapports avec les éruptions dartreuses, scrofuleuses et parasitaires, professées à l'hôpital Saint-Louis, par le Dr Bazin, publiées par le Dr Dubuc, ancien interne des hôpitaux, revues et approuvées par le professeur. 2e édition considérablement augmentée. Paris, 1866. 1 vol. in-8 accompagné de 4 magnifiques planches sur acier, figures coloriées.   10 fr.
   fig. sepia.   8 fr.

BAZIN. **Leçons sur les affections génériques de la peau.** 2 vol. in-8. Paris, 1862 et 1865.   11 fr.

CHEVALIER. **L'Étudiant micrographe.** Traité théorique et pratique du microscope et des préparations. Ouvrage orné de planches représentant 300 infusoires et de 200 figures dans le texte, 2e édition, augmentée des applications à l'étude de l'anatomie, de la botanique et de l'histologie, par MM. Alph. de Brebisson, Henri van Heurck, G. Pouchet. 1 vol. in-8 de 563 pages. Paris, 1865.   7 fr. 50.

FORT, professeur particulier d'anatomie, etc. **Anatomie descriptive et dissection.** 1 fort vol. n-12, accompagné de figures dans le texte. Paris, 1866.   11 fr. 50.

FOUCHER, professeur agrégé à la Faculté de Médecine de Paris, chirurgien de l'hôpital Saint-Antoine. **Traité du diagnostic des maladies chirurgicales.** Tome Ier, première partie. Paris, 1866. 1 vol. in-8 de 404 pages avec figures intercalées dans le texte.   6 fr.
   Deuxième partie. Paris, 1868. *Sous presse.*

GOSSELIN, professeur de pathologie chirurgicale à la Faculté de Médecine de Paris, chirurgien de l'hôpital de la Pitié, etc. **Leçons sur les hernies,** professées à la Faculté de Médecine de Paris, recueillies et publiées par le Dr L. Labbé, professeur agrégé, chirurgien du Bureau central, revues par le professeur. 1 vol. in-8 de 500 pages avec figures intercalées dans le texte. Paris, 1864.   7 fr.

GOSSELIN. **Leçons sur les hémorrhoïdes.** 1 vol. in-8. Paris, 1866.   3 fr.

GRIESINGER, professeur de clinique médicale et de pathologie mentale à l'Université de Zurich. **Traité des maladies mentales, pathologie et thérapeutique.** Ouvrage traduit par le Dr Doumic, médecin de la maison centrale de Poissy, etc., et accompagné de notes intercurrentes, par M. le Dr Baillarger, médecin de la Salpêtrière, membre de l'Académie de Médecine. 1 fort vol. in-8. Paris, 1865.   9 fr.

GUÉRIN (Alphonse), chirurgien de l'hôpital Saint-Louis, etc. **Leçons cliniques sur les Maladies des organes génitaux externes de la femme,** leçons professées à l'hôpital de Lourcine. 1 vol. in-8 de 520 pages. Paris, 1864.   7 fr.

HARDY, professeur agrégé chargé du cours de clinique des maladies de la peau à la Faculté de Médecine de Paris, médecin de l'hôpital Saint-Louis, etc. **Leçons sur la scrofule et les scrofulides, sur la syphilis et les syphylides.** 1 vol. in-8. Paris, 1864.   4 fr.

JACCOUD, professeur agrégé à la Faculté de Médecine de Paris, médecin du Bureau central, etc. **Etudes de pathogénie et de sémiotique, les paraplégies et l'ataxie du mouvement,** etc. 1 fort vol. in-8. Paris, 1864. 9 fr.

LABORDE, ancien interne lauréat des hôpitaux de Paris. **De la paralysie (dite essentielle) de l'enfance, des déformations qui en sont la suite et des moyens d'y remédier.** 1 vol. in-8 de 276 pages, accompagné de 2 planches dont une coloriée. Paris, 1864.   5 fr.

LABORDE. **Le ramollissement et la congestion du cerveau principalement considérés chez le vieillard.** Etude clinique et pathogénique. 1 vol. in 8 de 440 pages, avec planche coloriée contenant 6 figures. Paris, 1866.   6 fr.

TRIQUET, médecin et chirurgien du dispensaire pour les maladies de l'oreille. **Leçons cliniques sur les maladies de l'oreille,** ou Thérapeutique des maladies aiguës et chroniques de l'appareil auditif. 1 vol. in-8 avec figures dans le texte. Paris, 1866.   5 fr

Paris.— A. Parent imprimeur de la Faculté de Médecine, rue Monsieur-le-Prince, 31.

www.ingramcontent.com/pod-product-compliance
Lightning Source LLC
LaVergne TN
LVHW012243170726
843503LV00002B/414